DENIS LEVATI

EXTUBADO

O diário de um sobrevivente da COVID-19 em sua jornada pela recuperação da sua saúde física e mental

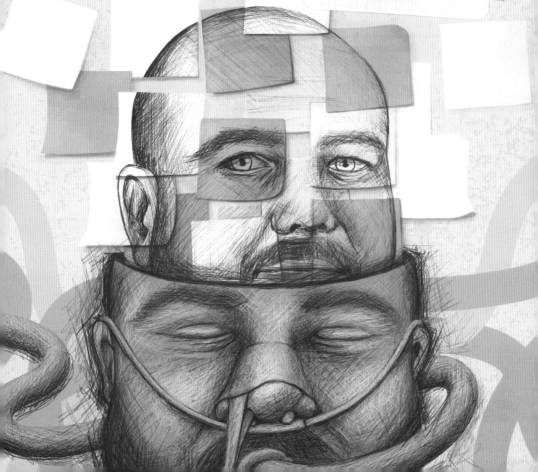

Copyright© 2022 by Literare Books International.
Todos os direitos desta edição são reservados à Literare Books International.

Presidente:
Mauricio Sita

Vice-presidente:
Alessandra Ksenhuck

Diretora executiva:
Julyana Rosa

Diretora de projetos:
Gleide Santos

Relacionamento com o cliente:
Claudia Pires

Capa:
Alayde Esteves - @alaydeesteves

Projeto gráfico e diagramação:
Gabriel Uchima

Revisão:
Margot Cardoso

Impressão:
Gráfica Paym

Dados Internacionais de Catalogação na Publicação (CIP)
(eDOC BRASIL, Belo Horizonte/MG)

L655e Levati, Denis.
        Extubado / Denis Levati. – São Paulo, SP: Literare Books International, 2022.
        16 x 23 cm

        ISBN 978-65-5922-422-7

        1. Literatura de não-ficção. 2. Superação. 3. Pandemia. I. Título.
                                                              CDD 158.1

Elaborado por Maurício Amormino Júnior – CRB6/2422

Literare Books International.
Rua Antônio Augusto Covello, 472 – Vila Mariana – São Paulo, SP.
CEP 01550-060
Fone: +55 (0**11) 2659-0968
site: www.literarebooks.com.br
e-mail: literare@literarebooks.com.br

Para Ana.

In memoriam às centenas de milhares de vítimas da covid-19.

"Meu relato não é profundo, mas é verdadeiro e sincero."
Marco Aurélio

Prefácio

Depois de seis anos sem fazer qualquer tipo de viagem a dois, naquela quinta-feira, 21 de janeiro de 2021, eu e a Marcia, minha esposa, finalmente nos preparávamos para partir para dois dias de folga em uma pousada à beira-mar em Governador Celso Ramos.

Enquanto deixávamos os meus filhos Valentino e Cecília na casa dos meus sogros, que cuidariam deles enquanto estávamos fora, o celular tocou.

Do outro lado da linha estava um corretor de imóveis do Recife com quem eu nunca havia conversado anteriormente.

Era Tiago Oliveira, um amigo de Denis que havia estado com ele durante as férias no Nordeste.

Naquela manhã, eu sabia que Denis iria ao hospital em Dourados para acompanhar a evolução dos sintomas, que tinham todas as características de uma infecção por covid.

Por volta das 11h, mandei uma mensagem de *WhatsApp* para Denis, mas não tive a confirmação de leitura, o que me deixou preocupado, mas a correria pré-viagem com as crianças me impediu de ligar para ele.

Quando atendi a ligação meu temor de que o caso poderia ter se agravado se confirmou: Tiago contou que Denis havia acabado de ser hospitalizado, e que não havia leitos disponíveis na cidade.

O Brasil acompanhava atônito, naqueles dias, a crise da falta de oxigênio hospitalar em Manaus, com pacientes morrendo por asfixia e sendo enterrados em valas comuns.

Uma nova e avassaladora onda de casos de covid, da variante gama, começava a se alastrar pelo país e, desta vez, ela batia à minha porta.

Enquanto conversava ao telefone com Tiago, comecei a arquitetar uma solução que envolveria uma rede de amigos que foi determinante para apoiar Denis na sua luta contra a covid e no processo de recuperação.

A primeira providência foi ligar para a esposa de Denis, Ana, com quem eu jamais havia conversado e cujo contato Tiago me passou.

Ela estava, obviamente, abalada.

Busquei entender em qual hospital Denis estava naquele momento, se havia mais opções de atendimento hospitalar na cidade e se Denis estava coberto por um seguro-saúde – eu sabia que ele pretendia aderir ao plano da empresa dentro de algumas semanas, quando a entrada dele no contrato social seria assinada.

Mapeado o cenário, disquei em seguida para o dono de uma imobiliária de Dourados, João Paulo, que havia se tornado cliente da nossa empresa, a Cupola, por indicação do Denis.

"João, precisamos de um leito para o Denis. Não importa se haverá custos, pagaremos o preço que for."

Não foi preciso.

Menos de uma hora depois, a transferência para o hospital mais conceituado da cidade estava concluída, por dentro do SUS, dando início a um longo ciclo de sofrimento e recuperação que uniria uma legião de profissionais de saúde, familiares, amigos e admiradores do trabalho de Denis no mercado imobiliário.

Desde as primeiras notícias trazidas pelos médicos, de que Denis estava na ventilação mecânica, a gravidade da situação estava clara.

Na véspera, ele havia participado de uma reunião por videoconferência e sua aparência era péssima, de alguém que estava com visíveis dificuldades para se manter ativo, o que nos levou a recomendar que ele fizesse repouso.

Agora, porém, não havia mais o que pudéssemos fazer, senão dar segurança e conforto à família que aguardava notícias do lado de fora do hospital.

As migalhas de informações fornecidas diariamente pelas enfermeiras para Ana eram em geral inconclusivas, o que só aumentava a angústia de todos.

Entendi, então, que o meu papel e da rede de amigos criada em torno de Denis era amparar sua família durante um processo que poderia ser longo e traumático.

Eu faria com Denis exatamente aquilo que eu gostaria que fizessem com a minha família se eu estivesse na mesma situação.

E assim, juntos, atravessamos uma longa tormenta de emoções entremeada por dias de otimismo e pessimismo, quando os piores pensamentos me rondavam com frequência, mas jamais eram verbalizados.

Eu não tinha o direito de transparecer medo diante de Ana, uma guerreira fragilizada que ao telefone, distante quase mil quilômetros de mim, diariamente chorava quase sem esperanças de que Denis voltaria da intubação.

O segredo para preservar um fio de esperança que fosse era sempre provocá-la com comparações: *"Ana, lembra do estado do Denis na semana passada? Ele está reagindo".*

Para que Ana fosse preservada de atender dezenas de ligações diárias para contar o estado de saúde de Denis, o que só aumentaria a dor do momento, organizei uma lista de transmissão de *WhatsApp* que compartilhava os avanços da situação.

Com o apoio do amigo em comum, Ernani Assis, possibilitamos que familiares de Ana viajassem para Dourados, de modo a dar amparo presencial para ela e Denis Junior.

Quando Denis saísse da UTI, ele haveria de encontrar esposa e filho em situação minimamente estruturada, dentro de algum tipo de estabilidade.

Foi o que aconteceu quando Denis, finalmente, acabou transferido para o quarto, em um passo celebrado por todos, mas que deu início a uma nova preocupação: como estaria a saúde mental dele?

Ana sentia-se confortável em me colocar para falar com Denis em chamadas de vídeo por *WhatsApp* que só aumentavam o temor: o raciocínio truncado e as palavras desencontradas eram evidentes, e as respostas dos médicos, evasivas.

Diante de um fato ainda novo para a ciência, sem o pleno entendimento das sequelas da doença, a única coisa que podíamos fazer era esperar a ação do tempo e a reação do organismo de Denis, ainda tomado pelos medicamentos.

Olhando para a situação hoje, percebo que saber encarar as incertezas relacionadas à doença é o maior desafio para aqueles que cercam um paciente infectado pela covid.

Apenas quando Denis voltou ao trabalho, quase 90 dias depois da internação, tive a convicção de que o pior havia ficado definitivamente para trás.

Antes disso, uma montanha-russa de emoções alimentadas por avanços e retrocessos no tratamento tomou conta daqueles que o acompanhavam.

Jamais esquecerei o dia em que ele, aparentemente em franca recuperação, já com a voz e o rosto de aparência saudável, enviou uma mensagem pelo LinkedIn pedindo socorro.

O processo de recuperação não seria exatamente rápido como esperávamos, assim como nossas vidas e a ligação entre nossas famílias nunca mais seriam as mesmas.

Denis tornou-se um dos meus mais estimados amigos, uma pessoa a quem amo e considero como parte da minha família.

Um ano depois de atravessar a porta de saída do hospital, ele deixou de ser meu sócio, dentro de um processo que, para mim, está diretamente ligado a uma nova visão sobre a vida que a doença dolorosamente lhe proporcionou.

Este livro conta a história de um homem sensível que soube encarar a face mais perversa da covid, conseguiu vencê-la com bravura e, hoje, nos presenteia com o relato pessoal dos bastidores de uma guerra física e emocional, que milhões de vítimas fatais da doença, infelizmente, jamais poderão fazê-lo.

Rodrigo Werneck

Sumário

1. Meu nome é Denis Willian Levati..........13
2. Passaredo 2268..................................17
3. Covidário..22
4. Sobrevivendo à UTI............................26
5. A vida fora da UTI.............................30
6. Dourados...35
7. Confortavelmente entorpecido...............39
8. Intercorrências..................................45
9. Dano cerebral...................................47
10. Quarto 25......................................50
11. Major Tom.....................................53
12. Ariano ouviria?................................57
13. Televisão.......................................62

14. Estímulos 65
15. Gelatina de abacaxi 70
16. Enfermagem 75
17. Alta 79
18. Nina 82
19. Pareidolia 86
20. Insônia 91
21. Fisioterapia 97
22. João da caminhonete 101
23. Home office do Levati 109
24. Alexa 114
25. Memórias 120
26. Primeiro de março 128
27. N 135
28. Endurance 138
29. *Delirium persecutório* 142

30. Xadrez 147

31. Tinnitus 152

32. Dr. Pedro 157

33. Karoshi 160

34. Quebra-cabeças 164

35. Fio de Ariadne 169

36. Prontuário 176

37. Aniversários 182

38. Epifanias 186

Notas do autor 190

Referências 192

Agradecimentos 198

Galeria de fotos 201

CAPÍTULO 1

Meu nome é Denis Willian Levati

— *Meu nome é Denis Willian Levati e tenho 45 anos!*
— Meu nome é Denis Willian Levati e tenho 45 anos, sou casado e tenho um filho.

Meu nome é Denis Willian Levati, tenho 45 anos, sou casado, tenho um filho e essa frase foi repetida muitas vezes por mim ao despertar do coma provocado pelo tratamento de recuperação da covid-19.

Afortunadamente ou, melhor ainda, incrivelmente, ou ainda melhor, milagrosamente, eu sobrevivi a essa trágica experiência e pude voltar a receber o carinho da minha família, retomar minha vida e fazer meus planos. Porém, nos mais de 90 dias que sucederam a minha alta, a todo momento, enquanto tentava retomar os meus projetos, durante minhas caminhadas, nas conversas e interações sociais e, principalmente, em meus sonhos. As memórias obtusas dos quase 40 dias de internação foram visitas constantes e, essa presença, um obstáculo me atrapalhando a seguir adiante.

A covid-19 nos foi apresentada como uma doença respiratória – e ela é – uma terrível infecção pulmonar, mas é também uma doença sistêmica que pode atingir outros órgãos como o fígado, o coração, o cérebro, podendo afetar inclusive a capacidade cognitiva, como foi o meu caso.

No período em que estive hospitalizado, entre o coma induzido para aguentar a intubação, tratar a infecção pela covid e o isolamento em enfermaria para conter uma contaminação causada por uma bactéria, minhas memórias foram completamente apagadas. Não lembrava sequer da minha entrada ao hospital. Nem mesmo sabia a razão pela qual eu estava preso a uma cama de hospital, cheio de sensores grampeados ao corpo, cateteres, sondas e sem nenhuma força nas pernas.

Não me lembrava de nada. Não lembrava sequer de um estímulo ou algo familiar que me tivessem oferecido. Estímulos como os utilizados por

Ana, minha querida esposa, que passou a me acompanhar no quarto de enfermaria tentando despertar-me de uma espécie de transe.

Instintivamente, ela passou a me estimular com sons, músicas, fotos, objetos e com a frase que ela insistia em pedir que eu repetisse. Ela queria ouvir de mim uma afirmação de que ali, naquele homem estranho, confuso e com muita dificuldade na fala, estava o seu marido, pai de seu filho e companheiro de anos:

— *Você é Denis Willian Levati, tem 45 anos, é meu marido e pai de Denis Jr.!* ACORDA!

O cérebro, essa máquina maravilhosa que nos distingue como espécie, é praticamente impenetrável. Ele possui uma barreira hematoencefálica que bloqueia a entrada de vírus e bactérias, além de moléculas de medicamentos. Mas há exceções, e o coronavírus, que provoca a covid, parece ser uma delas.

De 60% a 80% das pessoas doentes e internadas em UTI têm algum tipo de disfunção cerebral, como a perda de memória e a produção de delírios. Isso acontece por uma combinação de fatores como o uso de sedativos e analgésicos, além da falta de oxigênio no sangue. Alpinistas relatam delírios em locais de ar rarefeito, além de ser um sintoma típico de doenças respiratórias como a covid.

Sendo atacado pelo vírus, o cérebro ajuda o organismo a desenvolver proteções que circulam pelo corpo, atacando o invasor. Produzidas em excesso, essas mesmas proteções podem gerar efeitos negativos, como a vivência de delírios pelo doente, por exemplo.

Essas informações científicas não são conclusões minhas. Foram extraídos da matéria *Os efeitos da covid no cérebro*[*] do jornalista Bruno Garattoni, na Revista Superinteressante de abril de 2021. Leitura obrigatória e de utilidade pública em um cenário onde muito se fala de cuidados para evitar a infecção e pouco se aborda sobre a longa jornada de recuperação daqueles que conseguem, como já disse aqui, o milagre de sobreviver e retomar a vida após a intubação.

Quando li a matéria, foi um tremendo alívio encontrar literatura específica sobre um tema que parecia ter sido escrito para mim, tamanha a identificação com os casos de delírios ali descritos. Ao acordar, dizer meu nome, minha idade, mencionar minha família e reconhecer minha esposa, também acreditava que chegava ao fim uma longa e tenebrosa noite. Uma noite em que eu não dormia, conversava com fantasmas, me via sobrevoando prédios, ouvia sussurros sobre mortes, entre outras histórias terríveis e assustadoras.

---

[*] *A matéria 'Os efeitos da covid no cérebro' na revista Superinteressante de Abril de 2021 foi um ponto de partida para que eu começasse a entender o que havia me ocorrido.*

Histórias que confundiam cenários reais, afinal o tempo todo eu estava vestido de camisola e alternava entre um leito de UTI e uma cama hospitalar, com figuras fantásticas, como um médico taoísta que se vestia como um guerreiro medieval chinês para me tratar o pulmão ou com a Maga Patalógica que passava uma vez por dia, ministrava remédios e me mantinha amarrado ao leito.

Sinistro, né? E não! Eu preferia não me lembrar dessas imagens. Tenho a convicção de que elas fazem parte das respostas do subconsciente de um cérebro que lutava bravamente contra uma infecção, produzindo as enzimas e proteínas de defesa, como descrito na revista Superinteressante.

Mas elas se tornaram visitas constantes em minha vida. O mais inacreditável é que, com o passar do tempo, essas visões fantásticas vão sumindo, dando lugar a memórias mais claras e compatíveis com a realidade. É como se, com o tempo, minhas lembranças estivessem sendo organizadas em um *display* do jogo *Tetris**, e ajudando a dar mais consciência de tudo que vivi.

Assim como no filme *Divertidamente***, quando as memórias são organizadas e catalogadas como importantes ou não, para serem armazenadas ou excluídas definitivamente no vale do esquecimento.

Se, por um lado, lembrar é quase um exercício físico em que me canso pensando a respeito e preciso recorrer a anotações que faço a cada lampejo de lembrança referente a minha internação, por outro, é uma sensação deliciosamente tranquilizadora quando as peças se encaixam. Diferentemente do momento de bloqueio mental total quando tive alta, hoje consigo descrever exatamente como era a UTI, os seus sons e até a rotina no ambiente em que estive intubado. Também consigo descrever como era o quarto em que estive me recuperando da infecção causada por uma bactéria, antes de receber alta.

Na medida em que me lembro, traumas são desfeitos e a clareza dos fatos me faz entender não só o que passei como também como foi o cenário do lado de fora do hospital, do drama que minha família e amigos passaram e como eu fui abençoado por ter a saúde restaurada.

Por algum tempo, eu senti muita tristeza e até culpa pelos milhares que foram acometidos pela doença, que passaram por processo semelhante e que não puderam contar a sua história.

Cada caso de covid é completamente diferente do outro. Existem muitos fatores que influenciam a recuperação de um indivíduo acometido pela

---

* *Tetris - é um jogo eletrônico popular de origem russa que consiste em empilhar peças que se completam em linhas horizontais. É considerado um dos primeiros vícios eletrônicos.*

** *Divertidamente (Inside Out), Filme de 2015, Pixar.*

doença e a falta de um deles pode ser fatal. Ainda mais no período em que fiquei doente, janeiro de 2021, momento que ficará marcado na história como a segunda onda da covid, época em que 80% dos intubados para tratamento morriam nas UTIs[*]. Com o tempo, eu entendi que não havia porque sentir culpa, mas, sim, solidariedade e empatia com aqueles que, como eu, passaram por essa triste situação.

É também para homenagear os milhares de guerreiros e guerreiras que morreram, que sinto o desejo de compartilhar a respeito da jornada de volta para casa, após a recuperação da covid.

Pois é exatamente assim que me encontro. Catalogando memórias e escrevendo a respeito de toda essa experiência, como um passo importante para minha total recuperação e como uma mensagem na garrafa direcionada a qualquer pessoa que possa ser ajudada pelo meu relato no futuro.

Meu nome é Denis Willian Levati, tenho 45 anos, sou casado com a Ana Cristina, sou pai de Denis Jr. e nunca mais quero me esquecer disso novamente.

Meu nome é Denis Willian Levati, tenho 45 anos, sou casado com a Ana Cristina, sou pai de Denis Jr. e nunca mais serei a mesma pessoa após me recuperar da covid-19.

Dourados, maio de 2021.

---

[*] *Exclusivo: 80% dos intubados por covid-19 morreram no Brasil em 2020*, BBC News Brasil.

CAPÍTULO 2

Passaredo 2268

Estava quase tudo pronto para eu voltar a minha rotina de trabalho. Era final de janeiro e, ao retornar de viagem em férias com a família, eu iria assinar minha participação como sócio de uma importante agência de publicidade.

Como de hábito, tudo estava sob controle. Matrícula da escola do filho paga, desde dezembro, contas de consumo também. Então, salvo aquelas que surgem em todo começo de ano, como IPVA, IPTU e reajuste de aluguel, nada tirava minha tranquilidade naquele momento.

Eu estava muito animado com essa nova etapa de vida, fazer parte como sócio de uma organização importante. Uma empresa de consultoria, totalmente focada no mercado imobiliário, significava um passo importante em minha carreira. Minha empolgação era tanta que pretendia ir, nos próximos dias, com a família para Curitiba, sede da empresa e aproveitar para apresentar a cidade à esposa, para, quem sabe, mudar para lá ao longo do ano.

Sim! Era cada vez mais real a ideia de ir embora de Dourados, cidade onde havíamos chegado cinco anos antes e onde nunca nos sentimos totalmente em casa. Apesar de alguns amigos que fizeram sempre diferença em nossa passagem e de uma tranquilidade interiorana que é muito importante para mim, não consegui encontrar no mercado local as mesmas oportunidades que tinha em outras cidades.

Até por isso, o trabalho a distância virou uma realidade desde o final de 2018, mais de um ano antes da pandemia empurrar as pessoas de vez para essa modalidade de trabalho. Quando a quarentena foi apontada como solução temporária para conter o avanço dos casos, eu já estava acostumado a trabalhar em casa. Mas eu acreditava estar vivendo um novo momento. Acreditava que, com o fim da pandemia e com algum planejamento, até o final do ano estaríamos de mudança para a capital do Paraná. *Mas no meio do caminho havia uma viagem*[*] — e no fim dessa viagem havia um aeroporto.

Era segunda-feira, dia 18 de janeiro, quando saímos do Recife em direção a Dourados com escala de voo em Guarulhos. O intervalo entre o desembarque e o embarque em direção ao Mato Grosso do Sul não duraria mais do que uma hora, com previsão para as 13h, então, deveríamos chegar em casa no meio da tarde.

No entanto, o intervalo de uma hora aumentou para duas, três, quatro, sete horas de atraso. A companhia aérea dizia que precisaria esperar outra aeronave para concluir a viagem. E foi nesse intervalo que passei a sofrer os primeiros sintomas de mal-estar, náuseas e cefaleia; sintomas que comprovam que ali, naquele aeroporto, eu já estava com a covid.

Quando comecei a me sentir mal, procurei um canto menos movimentado do aeroporto para sentar e aguardar o voo. Tínhamos um termômetro, então, Ana, constantemente, media minha temperatura, e essa nunca passou a barreira dos 37 graus, o que caracterizaria febre. E se não há febre, também não há covid. Pelo menos era isso o que eu acreditava.

Em junho de 2021, a OMS e a ANVISA já consideravam a medição de temperatura como uma medida ultrapassada. A febre não é mais considerada sintoma inicial da covid-19 e nem metade dos infectados apresentam o sintoma.[**]

Sem febre, sem tosse, após sete horas de espera, eu embarco no avião de volta para casa, para minha rotina, mas com a vida começando a ser transformada já naquela viagem.

Sinto muita tristeza quando penso naqueles momentos. Durante algum tempo, além de tristeza, eu sentia remorso. Minha tristeza se dá, pois, quando penso nisso, entendo que fui um vetor de transmissão do vírus.

Quando penso no que poderia fazer de diferente, tenho grandes dúvidas, pois sem febre e sem problemas para respirar, os sintomas que sentia eram uma mistura de mal-estar com a irritação provocada pelo atraso longo no voo que me conduziria para casa. Minha conclusão sobre o que poderia ter feito diferente, teria sido ter ficado em casa, naquele verão, seguros e em isolamento, como fizemos durante todo o primeiro ano da pandemia.

Mas com tanta gente viajando, com o Instagram bombando, fica aquela falsa sensação de que existe segurança para sair de casa. Fica aquela sensação

---

[*] Referência ao poema *No meio do caminho* de Carlos Drummond de Andrade.

[**] Em meados de junho de 2021, a OMS já dizia que a temperatura não era suficiente para detectar covid. Separei notas a esse respeito em referências bibliográficas.

de que '*se fizer tudo direitinho*', usando máscara, álcool em gel e mantendo certo distanciamento, dá para viajar.

Foi acreditando nisso que saí de casa, coloquei minha família em risco, viajando para Pernambuco, onde tivemos uma semana relativamente tranquila – *para falar a verdade, viajar na pandemia é bem desconfortável* – de onde voltamos os três contagiados pela covid-19.

Após termos os nossos bilhetes recolhidos pelos agentes da companhia aérea, no guichê de embarque do aeroporto de Guarulhos, finalmente, após sete horas de espera, embarcamos no voo 2268 da VOEPASS com destino a Dourados, Mato Grosso do Sul.

O turboélice ATR-72 faz o trecho Guarulhos – Dourados em aproximadamente duas horas, um voo lento e sacolejante. Somando a espera em Guarulhos com a primeira parte da viagem iniciada ainda ao amanhecer no Recife, passamos de 12 horas em trânsito e, na poltrona do avião, senti forte o cansaço da jornada.

Aquele último trecho da viagem de volta pareceu interminável. O calor insuportável da aeronave e a falta de ar que passei a sentir, me fizeram desmaiar duas vezes durante o voo. Em um desses momentos, acordei com Ana tirando minha camisa e passando gelo na minha nuca. Em outro, com a própria aeromoça dizendo a ela que já estávamos sobrevoando o Mato Grosso do Sul, por isso, seguiríamos para Dourados, o próximo aeroporto.

Desembarcando, foi oferecida uma ambulância pelo aeroporto, mas o carro da família estava no estacionamento e voltamos nele, com Ana ao volante, argumentando que deveríamos ir antes procurar atendimento médico. Como eu estava em um período de transição entre uma empresa e outra, estava sem convênio médico ativo. Fiz dois seguros-viagem para a família, mas eu mesmo não estava coberto por um plano naquele momento e precisava de um atendimento em uma unidade pública.

Chegamos em casa, passava das 22 horas, com as UPAS já fechadas, e, me sentindo melhor, deixei para a manhã seguinte a ida ao médico. Um erro que trouxe consequências, tanto para a saúde como para minha parte financeira. O seguro só era válido até aquele dia.

Naquela noite, dormi muito mal, foi preciso colocar mais dois travesseiros para eu conseguir respirar e descansar um pouco. Deitado, senti muito receio de estar com covid, mas acreditava que se fosse, realmente, a doença, seria algo que passaria em pouco tempo, sem maiores sustos.

Na terça-feira, no primeiro horário, vou ao PAM, o Posto de Atendimento Médico. Sou atendido e direcionado para o teste de covid, que aconteceu ali mesmo, em uma área isolada para essa finalidade. Teste Swab realizado, a profissional de enfermagem indicou que fosse para casa aguardar o resultado, que ficaria pronto em 48 horas. Antes me entregou uma receita em uma fotocópia já carimbada e assinada pela médica de plantão. Era só passar na própria farmácia do PAM e retirar os medicamentos para tomar, enquanto aguardava o resultado do exame.

Os comprimidos entregues em saquinhos grampeados e sem rótulo são identificados na receita: azitromicina, ibuprofeno, dexametasona, além de zinco e vitamina D. Era o procedimento que ficou conhecido como tratamento precoce à doença.

Não consigo dizer se o coquetel de remédios atrasou o agravamento do meu caso, é certo dizer que não ajudaram muito, pois, enquanto aguardava o resultado do exame, senti minha saúde piorar muito. São poucas as memórias que tenho daqueles dois dias de espera.

Lembro-me de remarcar o dentista, de avisar a minha equipe de trabalho que não poderia gravar um *podcast* naquela semana. E, enquanto convalescia, à espera do resultado do exame, lembro-me de ver, na TV, a posse de Joe Biden e os casos de falta de oxigênio em Manaus.

Na quinta-feira, 21 de janeiro, prazo final dos dois dias necessários para o resultado do exame, começou também a vacinação dos profissionais de saúde contra a doença.

Chegando ao PAM, com muita dificuldade para respirar, lembro-me de ver a euforia dos profissionais de saúde com a chegada das vacinas. Enquanto recebi o meu diagnóstico: covid!

Ali mesmo fui recolhido para o isolamento, deitado em uma cama e passei a receber oxigênio, sendo informado que seria encaminhado para um hospital, para uma vaga de enfermaria e não de UTI. Meu caso não era grave e não precisaria de tanto.

Acompanhando-me o tempo todo, Ana, minha esposa, começa uma rede de apoio que a acompanharia durante as próximas semanas. Entre eles, Rodrigo Werneck, meu amigo e sócio, prontificando-se a ajudar e acionando João Paulo Machado, empresário do meu segmento, cliente da agência, que antes disso já tinha se tornado meu amigo, mas que ainda não conhecia a Ana e, ainda assim, foi quem a apoiou desde ali, em busca de uma vaga nos hospitais da cidade.

Do lado de fora, uma batalha da área de isolamento, uma batalha travada entre a minha esposa e a médica responsável pelo turno, sobre qual hospital eu deveria ir. Ana teve coragem e força para argumentar com a médica para recusar a primeira vaga disponível em um hospital municipal. Ela queria esperar uma vaga no SUS, dentro de um hospital particular.

A médica alertou para o risco, para as condições e combinaram que a próxima vaga, aonde fosse, seria o meu destino, não importando aonde ou em qual hospital.

Além de forte, Ana é uma mulher sensata. A próxima vaga foi para um leito em um hospital particular.

Deitado na cama e recebendo carga máxima de oxigênio, eu só pensava que deveria pegar o contato de um fornecedor na etiqueta colada nos cilindros de oxigênio para comprar um daqueles, levar para casa e lá finalizar o tratamento. Minha preocupação continuava em retomar a rotina e eu acreditava que ela viria, no máximo, na semana seguinte. As últimas lembranças lúcidas daquele período são da troca da cama no posto de triagem para a maca da ambulância do SAMU.

Depois disso, lembro-me vagamente da companhia de Ana ao meu lado e da mulher ao lado do motorista avisando, com muita educação, que iria ligar o giroflex, mas que eu não precisava ficar assustado com a sirene, era um procedimento padrão. Eu estava muito tranquilo com a ideia de um atendimento na enfermaria e me lembro de pedir a Ana que comprasse um cilindro de oxigênio, pois iria precisar. "Vai que acontece aqui a mesma coisa que ocorreu em Manaus?"

Segurando a minha mão, com os olhos marejados, ela acenou que sim, balançando a cabeça.

Janeiro terminou para mim na mesma quinta-feira, dia 21, em que soube do meu diagnóstico para covid-19. Da ambulância, fui levado para dentro do Hospital Dr. e Sra. Goldsby King, pertencente a rede Mackenzie, mas que é realmente conhecido como Hospital Evangélico de Dourados.

O que era para ser um rápido tratamento de enfermaria, havia se convertido em uma situação mais grave. Uma unidade de terapia intensiva e exames precisavam ser feitos, com urgência, para entender o meu quadro clínico.

Menos de uma semana depois que encerrei minhas férias no Recife, planejando um ano novo cheio de novas realizações, eu precisei ser intubado com urgência, pois já tinha 80% dos pulmões comprometidos pela infecção.

Começava ali uma nova etapa a qual ninguém pensa em viver. Uma situação em que ao menos que seja confrontado por ela, ser humano algum está preparado para viver: o coma induzido!

Dourados, junho de 2021.

CAPÍTULO 3

Covidário

Nas oportunidades em que me peguei pensando na condição das pessoas que passam pela experiência do coma ou mesmo do coma induzido, sempre pensei tratar-se de uma situação onde o paciente perde completamente a consciência. E, por perda da consciência, eu sempre entendi como um *blackout* total, onde até mesmo ocorre uma ausência de sonhos que possam ser lembrados para quem está sedado completamente.

Pois bem! Não foi isso o que aconteceu comigo. Pelo menos não foi dessa maneira como o trauma do coma ficou gravado em minha mente.

As memórias que o tempo foi cristalizando em minha mente sobre o período que passei na área de isolamento do Hospital Evangélico de Dourados, em uma Unidade de Terapia Intensiva, são de medo, aflição, pavor e sempre de uma busca pelo entendimento do que estava acontecendo.

Não posso dizer, com certeza, quais dessas memórias são fatos e quais são delírios, fruto do impacto dos medicamentos que conheci na mídia pandêmica como kit-intubação. O kit é composto por medicamentos que possuem a finalidade de sedar o paciente, além de controlar seus movimentos e a dor que ocorrem no processo de intubação. Sou grato àqueles que me trataram, pois, além de estar vivo, felizmente, não tenho lembrança de dor. Mas chego a sentir calafrios quando me lembro do ambiente frio e diuturnamente claro do covidário.

Covidário. Era assim que os funcionários do hospital denominavam, entre eles, o setor de isolamento, destinado ao tratamento de covid que contava com duas UTIs, enfermaria, almoxarifado e ficava localizado em uma área separada no prédio.

Preciso forçar muito a memória para lembrar-me dos últimos momentos de lucidez: o desembarque da ambulância na chegada ao hospital e algumas imagens esparsas do momento em que rasparam minha barba para melhor adequação de uma máscara de ventilação não invasiva no meu rosto.

Apenas 24 horas depois, a VNI (Ventilação Não Invasiva) se mostrou ineficiente para a oxigenioterapia. Com saturação muito baixa, eu seria intubado para poder respirar. Desse momento eu não tenho nenhuma lembrança.

O composto de remédios para sedação, a ação do vírus, a reação do meu sistema imunológico e os procedimentos realizados pelos enfermeiros em meu corpo não me permitem dizer, com certeza, se são memórias e não delírios aquilo que tenho armazenado na mente sobre o período.

Cresci ouvindo Belchior cantando que *"meu delírio é a experiência com coisas reais"**, então aceito dizer que sim: minhas memórias são delírios. Mas delírios muito bem estruturados e que possuem padrões que permitem datar o período em que estive ali: eles acontecem sempre em primeira pessoa, sempre do mesmo lugar e sempre a partir do ângulo em que eu me encontrava, em decúbito dorsal, mais conhecido como deitado de barriga para cima.

Dali, meu campo de visão alcançava no máximo 45 graus para a direita ou para a esquerda. Por algum motivo, eu não conseguia levantar a cabeça e olhando para frente eu enxergava meus pés.

Com o tempo, entendi que a intubação limita os movimentos e mesmo esse gesto de olhar para os lados não deveria acontecer. Dessa perspectiva, a UTI era um ambiente limpo, claro e muito frio. Uma grande sala retangular sem janelas, com as lâmpadas sempre acesas, ventilação e temperatura controladas por aparelhos de ar-condicionado e muitos, muitos sons de *bips* que vinham dos diversos equipamentos presentes no lugar.

A entrada dessa sala ficava à minha esquerda e, da cama, eu conseguia ver um balcão que contava sempre com um ou dois enfermeiros que, eu imagino, estariam de plantão.

Quem entrava no covidário passando por esse balcão encontrava todos os leitos dispostos na parede do lado direito da sala, deixando livre um corredor para o trânsito de camas e pessoas. A luz sempre acesa não permitia entender se era dia ou noite. O que denotava a hora do dia era justamente o menor volume de pessoas que transitava no ambiente.

Havia momentos em que a sala ficava cheia de pessoas, todas vestidas com roupa hospitalar e ocupadas com seus afazeres, produzindo um barulho enorme na sala. Em outros, que eu imagino fosse noite, apenas dois enfermeiros restavam na UTI, ocupando as cadeiras e computadores que ficavam no balcão.

Nesses momentos, a luz eterna diminuía um pouco, mas a temperatura se tornava terrivelmente gelada. Também é nesse cenário que experimentei uma sensação que me acompanhou não só na UTI, mas durante toda a internação: sede!

---

* *Referência à canção Alucinação do álbum homônimo de Belchior (1976).*

Eu senti muita sede durante o tempo que passei na UTI. Imagino que assim como a alimentação, que para o paciente de covid era feita através de dieta enteral, a hidratação também fosse. Eu sentia a garganta seca e sonhei com água por muito tempo, perdurando a sensação até quando voltei para casa. Foi nessa sala onde, além de muita sede, passei os maiores medos. Primeiro pelos procedimentos, depois pelos personagens que transitavam pelo lugar e, por último, por esses personagens realizando procedimentos em meu corpo.

As personagens eram, na maioria das vezes, profissionais de saúde, enfermeiros, técnicos e auxiliares de enfermagem que interagiam comigo:

— *Seu Denis, tá me ouvindo? Seu Denis?*

Seu Denis. Vou sempre pensar que foi na UTI que cruzei o limite entre a juventude e a maturidade, onde os homens passam a ser chamados pelo pronome de tratamento "Seu". Até hoje, sou o "Seu Denis" para o médico que liderava a equipe que me tratou.

Ali no covidário ninguém tinha rosto. Como seria bom se as pessoas usassem crachás enormes com suas fotos sorrindo e seu nome grafado em letras garrafais como vi em alguns hospitais de campanha na TV, antes de ser internado.

Esse procedimento não foi adotado no covidário do Hospital Evangélico. Pelo menos, não no tempo em que eu estive por lá. Eu reconhecia uma ou outra pessoa, tendo como referência o olhar escondido atrás de máscaras e *face shields*.

Havia uma personagem que transitava pelo ambiente do covidário a qualquer momento e, incrivelmente, ela não usava máscara. Ela falava comigo, interagia e dizia ser responsável pelo acesso de estudantes à condição de estagiários em Enfermagem. Vestia-se como a enfermeira clássica. Sua roupa era mais escura, com tons de bege e babados brancos sob o colarinho, nos punhos e no vestido. Parecia uma figura religiosa, pois usava um tipo de véu branco e era possível ver seus cabelos pretos. Ela não usava a cobertura habitual com que as demais estavam sempre vestidas, de capote e luvas, além das máscaras. Essa senhora não falava com as demais, estava sempre sozinha, mas tinha acesso ao meu leito e ao corpo.

Em uma oportunidade, ela entrou na sala e colocou pedras quentes sobre o meu peito. Disse-me que eram terapêuticas e aquela era uma etapa importante para a recuperação do meu pulmão.

Ela estava sempre por ali, mas esteve presente em duas situações marcantes: a primeira foi quando fui amarrado a minha cama. Ana, minha esposa, confirmou que fui amarrado, explicando que eu era muito agitado e que arrancava meus sensores e sondas, por isso o procedimento.

A outra foi um dos momentos mais tensos de todos, quando me vi na cama rodeado por enfermeiros, todos concentrados nos equipamentos instalados em mim. Entre os profissionais que me cercavam, cada qual fazendo certo esforço, estava também essa senhora, essa enfermeira sem máscara e roupas como nos filmes de época.

O mais desesperador dessa lembrança é que eu também enxergava pelo ângulo de quem estava deitado e com pessoas ao redor do leito. É bem difícil explicar a visão dupla, mas se você assistiu *Brilho eterno de uma mente sem lembranças** vai conseguir entender do que estou falando. Não vi nenhuma luz, não enxerguei nenhum túnel, mas, por uma fração de tempo, me vi na mesma condição e a presença da mesma enfermeira me trazia certa tranquilidade.

É claro que ela não estava ali, ao menos fisicamente. Não era permitido profissional sem traje de proteção no covidário. Mas foi uma das primeiras lembranças que tive quando acordei e argumentei por dias com Ana a respeito dessa senhora que não era doce, não me chamava de *Seu Denis* como as demais, mas me passava segurança, pois estava sempre atenta aos procedimentos relacionados à saúde. Além de me amarrar à cama, de colocar pedras no meu peito e de estar no que eu imagino ser o processo de intubação, ela também ajudou a trocar minhas fraldas e em alguns procedimentos de coleta de sangue.

Ela não me deixou um nome, não tinha um crachá e apenas se dizia responsável pelo convênio com a parte educacional do hospital. Seja lá quem tenha sido, sua presença era tranquilizadora. Quando ela estava por perto, eu sabia que seria cuidado. Se era um delírio, era um delírio que precedia um alívio.

Bem diferente da outra personagem que conheci na UTI, uma mulher de olhar traiçoeiro, que ditava o ritmo de trabalho, manipulava os demais profissionais e que, pelo menos nas minhas memórias delirantes, fazia de tudo para que eu não saísse vivo dali. Ela se vestia como os demais, sempre com o traje da equipe do hospital, mas, por trás da sua máscara, uma sobrancelha pontiaguda demonstrava quem estava ali: era a Maga Patalógica e uma disposição enorme para me atormentar.

Dourados, junho de 2021.

---

* *Eu gosto demais do filme* Brilho eterno de uma mente sem lembranças *do começo dos anos 2000, com a Kate Winslet e Jim Carrey.*

CAPÍTULO 4
Sobrevivendo à UTI

Sei que devo minha vida aos profissionais de saúde que atenderam na UTI do hospital Evangélico de Dourados. A todos eles, minha eterna gratidão. Mas recorro novamente à revista Superinteressante, edição de abril de 2021, para explicar parte do pânico que eu sentia durante esse tempo:

"Anatólio José Rio estava melhorando da covid-19 e os médicos reduziram os sedativos, preparando o corpo do paciente para respirar sem a ajuda da intubação. Mas a volta da consciência veio acompanhada de alucinações. Anatólio via pessoas mortas espalhadas pelo chão da UTI, uma 'mulher-vampiro' dentro do quarto, e tinha certeza de que havia pessoas armadas do lado de fora. 'Eles querem me matar', relatou aos médicos."

Outro caso, relatado no *The New York Times** conta a história de John Gillotte, um engenheiro de *software* de 40 anos que contraiu a covid-19, em março de 2020. Ele ficou internado em ventilação mecânica por seis dias, com episódios de delírio ainda no hospital.

"Eu vi o diabo, ele tinha uns quinze metros de altura e ficava gritando comigo, jogando membros que ele tirava das outras pessoas sobre mim", lembrou Gillotte que, mais tarde, tatuou uma imagem do demônio no braço, com representações do inferno e do céu, para simbolizar o seu progresso na recuperação da doença.

De 60 a 80% das pessoas internadas em UTI com casos de covid severa como o do John, do Anatólio ou o meu são acompanhados por delírios e alucinações desencadeados por uma série de situações, entre elas, a reação do organismo sob o efeito dos remédios.

Cada caso de covid é singular e parece impor uma experiência única para cada pessoa. Eu vivi uma experiência pavorosa de delírios e alucinações, nos dias em que estive intubado. Mais uma vez, recorro a Belchior para dizer que *"minha alucinação era suportar o dia a dia"* com a presença constante de uma enfermeira

---

* Arrepiei-me quando li a matéria "Nova pesquisa sugere quatro fatores que podem aumentar as chances de covid longa" e encontrei o caso de John Gillotte.

de sobrancelha fina e angulada, sombra pesada e que, sempre que me visitava, fazia chantagens e cobranças pelo atendimento que estava prestando. Aquele olhar parecia o da vilã da Disney com quem eu a associei, a antagonista do Tio Patinhas, Maga Patalógica. Sei lá porquê. Sei lá como ela poderia esconder um bico de pato atrás de uma máscara e, claro, eu sei hoje que essa memória é fruto de um delírio, em razão do tratamento. Mas eu sentia medo. Um medo que provocava um frio na espinha quando ela estava por perto.

Minhas interações com ela se davam no covidário, com ela dando ordens e orientações aos profissionais de saúde que entravam e saíam do ambiente, prestando atendimentos a mim e aos demais.

No meu leito, a chegada da Maga Patalógica era sempre precedida de algum procedimento traumático como, por exemplo, ser amarrado à cama e ter as mãos atadas por faixas e gazes, de modo a ficar impossibilitado de retirar sondas e sensores. Ele se aproximava, explicava os procedimentos pelos quais eu seria submetido e me dizia que havia duas formas de ser atendido ali: com um atendimento gratuito e comum a todos ou com o atendimento pago, de melhor qualidade, pelo qual minha esposa já estava ciente e já estava pagando.

Não foi à toa que, dias depois, uma das primeiras ações que fiz foi acessar minha conta pelo *internet banking* e procurar um comprovante de transferência. Eu tinha certeza de que havia feito, ali mesmo, no leito do hospital, em um *notebook* providenciado por ela, um pagamento para ela seguir com o atendimento. Era mais um delírio. Mais um dos quais eu acreditei por dias, depois da alta.

Vale reforçar que fui atendido pelo SUS* em um hospital particular. Não gastei nem um real pelo meu tratamento e, de modo geral, salvo algum ou outro problema que me foram relatados depois, fomos muito bem tratados.

É claro que em meio à pandemia como a que vivemos, fomos impactados de maneira inédita. Muitos procedimentos e até equipamentos necessários para o tratamento da covid eram testados pela primeira vez nos pacientes. Tenho memória de dois episódios referentes a equipamentos e na lida de enfermeiros e auxiliares com eles. Um foi a montagem de uma máscara de respiração não invasiva sobre o meu rosto. Acredito ter sido à noite, pois fazia muito frio e o silêncio demonstrava que o ambiente estava praticamente vazio. Uma enfermeira solitária encaixava peças plásticas, enquanto recebia instruções de alguém pelo telefone. Vez ou outra ela se dirigia a mim e dizia: — *Acordou, Seu Denis? Já vai acabar. Calma, Seu Denis.*

Em outra ocasião, vi um enfermeiro chegar do meu lado direito, desembalar uma sonda de aspiração traqueal e montar o equipamento para o usar em mim.

---

* *SUS - Sistema Único de Saúde, programa de saúde pública do Brasil, instituído na Constituição de 1988. Antes disso, a saúde não era universalizada no país.*

EXTUBADO

Já disse que não tenho memória de dor, mas a sensação de cânulas e sondas nas vias aéreas era altamente desconfortável. Eu não sei se deveria estar sedado para o procedimento, mas me lembro de ver o enfermeiro montar um equipamento ao meu lado direito, conectá-lo nos bicos que ficam na cabeceira da cama e de tirar a sonda de uma embalagem com rótulo verde, onde era possível ler o nome.

Esse enfermeiro também conversava enquanto drenava fluídos e excreções do meu corpo:

— *Calma, Seu Denis. Me ajuda que eu te ajudo, Seu Denis!* — Era o que ele dizia enquanto enfiava os canos e sondas em minhas narinas.

Sentada na cadeira ao lado do balcão, a Maga perguntava:

— *Achou secreção?*

— *Nada, só sororoca na garganta!*

Por trás das máscaras e dos *face shields*, risos abafados eram contidos por eles.

Escrever sobre isso me faz lembrar o desconforto horroroso da aspiração e chego a sentir a horrível sensação do nariz sendo invadido.

Só quando estava em casa, quando algo me fazia lembrar, anotar e depois pesquisar, foi que descobri o significado do termo sororoca[*] que, juntamente a alguns nomes de medicamentos como Precedex, estava sempre nas ordens da Maga Patalógica.

O enfermeiro que fez a aspiração, cujo nome eu não sei, era muito presente e, de longe, o mais experiente e seguro dos profissionais que me atenderam no covidário. Talvez tenha sido ele a ajudar um cirurgião a realizar em mim uma drenagem torácica. Desse procedimento, eu não tenho lembranças, mas tenho conhecimento dele, pois me sobrou uma cicatriz no meu flanco direito, embaixo do braço, na altura do cotovelo.

A drenagem torácica é indicada quando existe ar ou líquido ao redor dos pulmões e só pode ser feita por médicos-cirurgiões. É bastante associada a casos graves de covid e, junto com a traqueostomia, tornou-se em 2021, um dos principais procedimentos realizados em pacientes intubados em UTI.

Da traqueostomia[**], felizmente, eu escapei, mas da drenagem torácica não. Embora ela tenha me ajudado, é também por causa dela que sigo fazendo fisioterapia pulmonar, tanto no sentido de consolidar minha recuperação quanto na busca para fortalecer o órgão.

Passei, ao todo, 23 dias na UTI, 14 deles intubado com ventilação mecânica e submetido à muita medicação. Tenho plena consciência de que, embora eu

---

[*] *Sororoca – Gíria usada para "Ronco da Morte". Geralmente os últimos suspiros de uma pessoa antes do falecimento.*

[**] *Traqueostomias e drenagens torácicas disparam no 1º trimestre de 2021.*

tenha alguma memória, eu devo ter passado por um processo de 'desmame' de medicamentos, os quais tenham influenciado na construção dessas lembranças. Isso deve explicar o fato de eu não me lembrar da intubação propriamente dita – ou mesmo da extubação – e ter imagens confusas como a da Maga Patalógica ameaçadora, me aterrorizando o tempo todo.

Também houve experiências inexplicáveis, marcantes e difíceis de aceitar. Em uma ocasião, após um desses procedimentos horrorosos no leito de UTI, vi meu avô materno em pé, do lado esquerdo da minha cama. Após mais um dos vários momentos de muito medo e angústia, senti imensa paz ao ver, do meu lado, o homem magro, com bigode fino e cabelo branco, penteado para trás, exatamente como me lembro dele.

Meu avô faleceu há mais de 20 anos e nunca fomos lá grandes amigos. Nem inimigos também. Era um relacionamento frio.

Muito católico, ele ressentia-se pelo fato de sermos, eu e meus irmãos, muito pouco religiosos. Nesse dia na UTI, ele aproveitou-se do meu braço estendido e apertou minha mão, disse que logo estaria tudo bem, mas que, antes, eu precisava saber uma coisa. Apertou meu braço e disse que deveria pedir a Deus pela minha vida, que tudo iria passar, mas que antes eu precisava ser humilde, clamar pela vida e que, fazendo isso, logo minha saúde iria melhorar.

Perguntou-me se estava entendendo e, piscando os olhos, respondi que sim. Ele propôs orarmos um Pai-Nosso. Mais uma vez pisquei afirmando, e então, no meu leito de UTI, eu e meu avô Manuel rezamos juntos pela primeira vez.

Ele sorria. Sorria e dizia que tudo ficaria bem em breve. Deitado, com a cabeça voltada para o lado esquerdo, perto do último leito antes do balcão de entrada, senti um formigamento no braço. Um som de *bip* vindo de trás da cama me tirou a atenção. Desviei o olhar e senti de novo o braço formigar. No instante seguinte, olhei para o lado esquerdo e meu avô já havia sumido, tendo a rotina do covidário voltado ao normal com seus sons, temperatura e sentimentos de tristeza.

A experiência foi muito intensa para eu dizer que não foi real e verdadeira. Por outro lado, não dá para negar que meu subconsciente atuou fortemente, impactado por medicamentos e pela minha própria condição de saúde. Escolhi acreditar na primeira opção e ser grato ao meu avô, pois, seja em espírito ou através daquilo que guardei sobre ele em meu subconsciente – sua imagem sorrindo, que tão poucas vezes eu vi e sua promessa de que logo tudo ficaria bem – foi uma forma de aliviar o medo de morrer que eu sentia a todo momento naquele lugar.

— *Sua benção, meu vô. Muito agradecido pela visita.*

Dourados, junho de 2021.

CAPÍTULO 5
A vida fora da UTI

Enquanto eu lutava pela vida na UTI, do lado de fora, minha família vivia um drama para encarar a situação e manter uma rotina de aparente tranquilidade, enquanto esperava por notícias sobre meu estado clínico.

O primeiro problema foi o dinheiro. Havia anos que eu cuidava dos pagamentos, das contas de consumo e das compras no supermercado. Nunca pensei que fosse necessário ter uma conta conjunta. Ter senhas anotadas ou qualquer alternativa simples que permitisse à minha esposa ter acesso às finanças domésticas.

Não ter acesso a essas informações só dificultou as coisas em casa. As aulas do meu filho estavam prestes a ser retomadas e, apesar de a matrícula estar paga, era preciso providenciar apostilas, comprar material escolar, talvez uniformes e um ou outro procedimento que costumam ser necessários nesses momentos.

Diante da realidade, o menino virou homem e cuidou, ele mesmo, de tudo e guardou para si, na volta às aulas, que o pai estava em estado grave. Entre as providências tomadas por ele mesmo estava o exame de sangue que comprovou o que era de se imaginar: ele também teve covid.

Além do exame de sangue e da autorização para que Denis Jr. pudesse fazer aulas presenciais, Ana teve que encarar um reajuste no aluguel da casa sem nunca ter lidado com isso. Sem conseguir se comunicar comigo, visto que meu celular estava desligado, a Imobiliária Abelha, uma das mais antigas e tradicionais da cidade, achou melhor me acionar juridicamente para não só cobrar o aluguel, como forçar uma assinatura de contrato.

Em vez de tentar alguma alternativa de contato ou ir até nossa casa para conversar, por exemplo, eles preferiram acionar o proprietário e o fiador da locação, para dizer que, como eu não respondia às solicitações deles, um documento de cobrança com o timbre do escritório de advocacia faria com que eu retomasse o contato.

Essa cobrança gerou ainda mais insegurança em Ana, mas funcionou, ao menos para a imobiliária. Obrigou-nos a pagar um novo aluguel, com um reajuste acima da inflação e sem nenhuma negociação. Guardei todas as comunicações dessa imobiliária. Um dia farei questão de usar nem que seja numa das palestras que faço para o mercado, mostrando o que não se deve fazer no relacionamento com o cliente.

Foi só mais um ponto de preocupação para Ana. Imagine como estava a cabeça da minha esposa naquele final de janeiro, começo de fevereiro. Com o marido internado, intubado sem possibilidade de receber visitas e com poucas informações à disposição, ela buscava equilíbrio para si e para o filho diante da situação. Foi então que verdadeiros anjos apareceram em nossa história. Eles foram fundamentais e permitiram suporte, conforto e paz de espírito a minha família, naquelas horas tão difíceis.

Já relatei aqui sobre meu trabalho, meus projetos e planos para o ano de 2021, e foi justamente de Rodrigo Werneck, meu amigo e sócio, um dos profissionais mais ocupados que conheci na vida, que veio o primeiro socorro. Primeiro, porque foi ele quem alertou outro amigo e, casualmente, seu cliente, João Paulo Machado, para acompanhar Ana desde os primeiros momentos enquanto eu convalescia no posto de triagem à espera de uma vaga na UTI. Depois, porque ele garantiu a Ana meus recebimentos, direcionando para a conta dela não só o salário do mês, mas adiantando também o mês seguinte. Também foi dele uma atitude que marcou muito a Ana e Denis Jr.

Não somos de Dourados, mudamos para a cidade em 2016.

Como não temos família no Mato Grosso do Sul, Rodrigo e outro amigo, Ernani Assis, providenciaram para que Nina, irmã mais velha de Ana e figura materna em sua vida, pudesse vir nos apoiar.

"Rodrigo cuidou de muita coisa, mas a principal delas foi a de me proporcionar um ombro para chorar naqueles dias. Eu nunca vou conseguir agradecê-lo o suficiente por isso. No momento mais difícil, ele me deu uma família."

São palavras de minha esposa quando se refere a Rodrigo, todas as vezes que falamos sobre aqueles dias.

João Paulo Machado também esteve presente o tempo todo. Muito bem relacionado na cidade e com contatos no hospital, ele conseguia informações sobre meu estado clínico e repassava para Ana e para Rodrigo, que informava aos grupos de amigos que se mobilizavam Brasil afora em oração.

Um problema que pode existir ao falar sobre gratidão para quem ajudou a mim e a minha família é o risco de esquecer alguém e cometer alguma injustiça, deixando de fora algum gesto de solidariedade para conosco. Por isso, para não ser injusto, antes de continuar quero reforçar meu sentimento de gratidão. Agradeço aos amigos, aos conhecidos, aos familiares, aos enfermeiros e médicos e até àqueles que conheci depois, mas que, por compaixão, apoiaram minha família. Reconheço toda a importância e sou agradecido a todos.

Quando me lembro da fusão dos sentimentos de medo e terror que senti durante toda minha experiência com a covid, só posso sentir gratidão por ter a minha vida de volta.

Eu só pude pegar meu celular por volta de 20 dias após voltar para casa e, quando o fiz, havia centenas de mensagens não lidas, a maioria repleta de positividade, orações e desejos de recuperação plena. Eu sempre aproveito as oportunidades para agradecer e esta é uma delas. A todas as pessoas eu digo: muito obrigado. Não tenho certeza se respondi a todos, mas sou a prova viva de que seus pensamentos e orações produziram resultados.

Voltando à rotina de minha família, enquanto eu estava intubado na UTI, as coisas se complicaram ainda mais quando Ana descobriu que também estava infectada com covid. Ela não poderia sair de casa nos próximos dias. Novas preocupações e cuidados precisariam ser tomados. Ana precisava cumprir isolamento por conta da doença que, no caso dela, felizmente, não desenvolveu um quadro grave.

A preocupação de amigos para conosco, exposta em redes sociais, fez ampliar a rede de apoio que acolheu minha família. Miriam Laias e Luis Antonio dos Reis, casal por quem eu tenho amizade e admiração há muitos anos, começaram a enviar almoço de seu restaurante para Ana, Denis e depois para Nina, a cunhada que chegou de São Paulo. Fizeram isso espontaneamente e continuaram mesmo quando eu voltei para casa.

Além de Miriam, Luiz, Rodrigo e João, eu soube depois de minha volta histórias de solidariedade de amigos, vizinhos e mesmo conhecidos que estiveram por perto prestando apoio, trazendo almoço, um bolo feito com carinho e deixado no portão ou simplesmente oferecendo o ombro.

Meus amigos Angelo Lins, Tiago Heiderich e Fabiana Coelho também se fizeram presentes, mas falarei sobre eles em outra ocasião, pois a presença deles cumpriu um papel fundamental na minha recuperação.

Mas existiu outra rede. Uma rede que não consigo agradecer nominalmente, pois ela é tão numerosa como acredito que proibida. Essa rede solidária era formada por enfermeiras e técnicos de enfermagem que passavam para Ana informações sobre o meu estado de saúde.

Morar em cidade pequena possui suas características próprias e uma delas é que sempre tem alguém que conhece alguém que é amigo ou filho de alguém. Então, todos os dias, Ana recebia mensagens e fotos que vinham direto do covidário sobre o meu quadro clínico.

Obrigado, enfermeiras e auxiliares. Se ainda tiverem fotos minhas em seus celulares, eu adoraria receber. É incrível como mesmo em um ambiente controlado e estéril como uma UTI, com todos paramentados com equipamentos de segurança, sempre havia celulares a um bolso de distância.

Não estou reclamando, essas informações foram fundamentais para minha família, já que, oficialmente, do hospital vinha apenas uma ligação do médico de plantão que, na maioria das vezes, dizia:

— *O quadro clínico do paciente é estável.*

Ana retrucava:

— *Mas é grave?*

E ouvia de volta:

— *Todos que estão na UTI estão em estado grave.*

Minha esposa anotou em um caderninho, que ela transformou em uma espécie de prontuário, todas as ligações que recebeu. Discutia com a irmã as informações recebidas e, claro, procurava informações no *Google* a respeito da condição passada pelo médico. Assim ela fez por mais de 20 dias até que fui para o quarto de enfermaria, onde ela pode me acompanhar até eu receber alta. Mas, antes disso, as coisas ainda piorariam um pouco.

Depois de ser extubado, as enfermeiras começaram a fazer ligações de vídeo para me conectar com Ana, Denis Jr. e até com a Nina (a gata, e não a cunhada). Elas diziam que em meus delírios eu pedia e perguntava pela gata. Vejam só, mesmo em condições tão precárias e com a consciência alterada, ainda assim o amor de um homem ao seu *pet* é mantido.

Com a extubação, havia certa euforia. A expectativa era que eu fosse para um quarto de enfermaria e seguisse evoluindo, até que, em breve, pudesse voltar para casa.

Ana se preparou para isso.

Curada da covid e após cumprir sua quarentena de 14 dias, ela separou roupa para minha saída, pegou meu celular e o carregador, colocou as contas do mês no meio do meu *notebook* e levou para o hospital com a expectativa de falar comigo e colocar tudo em ordem.

Mas a transferência para o quarto não veio. Ana chegou ao hospital, procurou as enfermeiras na área de isolamento e não encontrou ninguém. Antes tão solícitos, os profissionais do hospital passaram a evitá-la.

Angustiada e cada vez mais preocupada, ela insistiu para que alguém lhe trouxesse alguma informação. Dessa vez, as notícias não viriam pela rede de *WhatsApp* ou da mãe enfermeira da amiga manicure.

Elas seriam ditas pelo médico de plantão que foi atender a mulher que, aos berros, exigia notícias a respeito da saúde do marido na entrada da área de isolamento:

— *O paciente Denis não tem mais covid, ele foi extubado com sucesso, mas possui um quadro de deterioração cerebral e precisará fazer novos exames para podermos ter um diagnóstico.*

Dourados, junho de 2021.

CAPÍTULO 6
Dourados

No começo de 2016 eu, minha esposa, meu filho e nossa gata Nina chegamos a Dourados para encontrar na cidade aquilo que julgávamos tão difícil na cidade de São Paulo: qualidade de vida. No caminho, quando no rádio do Sandero vermelho da família, uma canção prenunciava os versos *"Despencados de voos cansativos, complicados e pensativos, machucados após tantos crivos, blindados com nossos motivos"*, Ana apertava minha mão e olhava para a frente.

Relembro que passamos o ano de 2015 'amuados e reflexivos' pensando na possibilidade de mudar de cidade, trocar de empresa, de ambiente, de vida e dos prós e contras que viriam dessa decisão.

Todos os dias, Ana e eu nos deslocávamos, cada um para sua rotina de trabalho. Eu precisava, diariamente, de duas horas e meia para sair do final da Zona Leste de São Paulo até chegar à região da Paulista, onde ficava o escritório. No caminho, indo ou voltando, entre um ônibus e um trem, entre uma baldeação para trocar de metrô ou simplesmente olhando pela janela do transporte coletivo, eu pensava em como seria melhor morar no interior. Como mudar dali era impensável, nos finais de semana, quando não estávamos cansados da rotina, Ana e eu conversávamos sobre essa possibilidade. Viver com mais segurança, dar a Denis Jr. a chance de andar de bicicleta na rua e, principalmente, comprar uma casa, estava entre os benefícios que nos faziam sonhar e avaliar qual cidade escolheríamos.

Eu viajava o país fazendo palestras para o mercado imobiliário e, a cada viagem, novos convites para trabalhar, quase todos eles sem muito compromisso e profundidade. Os mais interessantes eram de outras capitais e nenhum me chamou a atenção de verdade.

Quando comecei a viajar para a região Centro-Oeste me animei muito. Voltava para casa, empolgado, dizendo para Ana:

---

* *Passarinhos*, de Emicida com Vanessa da Mata no álbum *Sobre Crianças, Quadros, Pesadelos e Lições de Casa*.

— *Goiânia! Lá é o lugar ideal!* – Depois Brasília, Cuiabá e Campo Grande. Todas elas nós consideramos, mas eram muito grandes. Eu queria um lugar menor. Menor, mas com infraestrutura, com possibilidade de crescimento, com um mercado imobiliário ainda em desenvolvimento para garantir trabalho e com oferta de cursos universitários, pois era um desejo de minha esposa ter formação superior.

Um dia, em um evento em Campinas, no interior de São Paulo, conversei com um imobiliarista que me disse:

— *Se eu tivesse um cara como você me ajudando lá em Dourados, a minha empresa decolava.*

Dourados. A segunda maior cidade do Mato Grosso do Sul. Cidade onde havia morado há mais de 20 anos para estudar e onde deixei alguns bons amigos. Mas pelo que me lembrava era uma cidade pequena, praticamente sem prédios e com um mercado imobiliário pouco desenvolvido. De qualquer forma, passei a considerar a cidade como destino para realizar os sonhos da minha família e, após quatro visitas ao longo daquele ano para rever a cidade, encontrar casa, escola e ajustar as condições de trabalho, decidimos nos mudar.

Ana e Denis Jr. conheceram a cidade só no dia em que mudamos. Confiaram totalmente em mim. Para eles, era tudo novidade. Então a empolgação com o novo endereço deixou todos animados, embora houvesse alguns problemas de adaptação. Dourados não era mais parecida com o lugar que passei a minha fase universitária. As floreiras nas avenidas centrais não existiam mais e no lugar havia um mato alto e a sujeira, acumulada no meio-fio, dava a impressão de uma cidade sem zeladoria.

Ana logo desgostou. Experiências negativas se acumulavam em nosso primeiro ano e ela reclamava diariamente do calor excessivo ou das pessoas perguntando de onde viemos, qual era nosso sobrenome e porque estávamos ali. Em contraste, Denis Jr. estava amando a experiência de estudar em uma escola com muito espaço e de passar o final de infância e começo de adolescência morando em uma cidade do interior, com tudo o que pensamos ser importante para seu desenvolvimento.

Muitas vezes, ao chegar em casa, encontrava Ana triste e cabisbaixa, enquanto meu filho estava todo feliz vindo da padaria, aonde ele ia de bicicleta buscar um sorvete que marcava na caderneta do caixa com sua própria assinatura. Para animar Ana, eu mostrava a alegria do menino, insistia nos planos de comprar uma casa em breve e fazia com ela novos projetos. Logo ela começou a trabalhar no ramo de agronegócio e, por conta disso, decidiu fazer faculdade de Produção Agrícola.

Comigo nada ia muito bem, os acordos com o imobiliarista não foram cumpridos desde o primeiro mês e logo eu precisei começar a trabalhar a distância para compor orçamento. Aquele primeiro ano, em Dourados, foi muito difícil. A vontade de ir embora aconteceu várias vezes e só não se transformou em novo impulso, porque eu queria muito fazer dar certo.

Com minha carreira embaixo do braço, bati à porta de uma construtora local cheia de projetos e planos de crescimento e lá comecei um trabalho muito especial e dedicado, do qual me orgulho muito, que deu novo fôlego para os planos da minha família.

Fiquei ali por alguns anos até que recebi um convite para trabalhar novamente na última empresa que atuei ainda em São Paulo, mas dessa vez em regime remoto, o *home office* que a reforma na lei trabalhista permitiu a partir de 2017. Era tudo o que eu queria! Trabalhar para a empresa que eu tinha tanta identificação e morando no interior, ainda que em uma cidade muito distante de tudo.

A cada ano que passava, Denis Jr. gostava mais da escola, fazia amigos; enquanto sua mãe desenvolvia uma nova carreira. Ela terminou a faculdade, tornou-se uma das únicas mulheres formadas em sua turma e escolhida oradora oficial pelos colegas.

Não poderíamos deixar passar um acontecimento desses sem a família por perto. Para ver a filha formada, trouxemos do interior de Pernambuco, na ocasião dessa formatura, o meu sogro, Seu Ignácio, 87 anos, para ver a primeira de suas filhas e filhos receber um diploma universitário. Acompanhado de Nina, sua filha mais velha, Seu Ignácio estranhou o calor do Centro-Oeste logo que desceu do avião. Em pouco mais de 24 horas após chegar a nossa casa, ele começou a passar mal e precisou de atendimento médico. Na véspera da formatura de Ana, seu pai foi internado com urgência para cuidados com seu sistema vascular. Após ser atendido em uma unidade básica de saúde, ele foi direcionado para o Hospital Evangélico de Dourados para continuar ali o acompanhamento.

O mundo caiu para Ana. Ela chorava copiosamente antes da cerimônia de colação de grau, onde deveria fazer o discurso em nome de sua turma. Apesar da melhora do estado do seu pai, ela quis desistir, tal era a frustração. Ainda assim, ela tomou fôlego e foi ao evento. Emocionada, fez o discurso e, com um sorriso um tanto murcho e os olhos inchados, participou da sessão de fotos. Entre uma pose e outra, eu contei o caso para o fotógrafo que se sensibilizou com a situação. Ele se prontificou para ir no dia seguinte ao hospital para que Ana pudesse tirar fotos com o pai. Excelente ideia! Precisava só da autorização dos médicos e enfermeiras.

EXTUBADO

Naquela noite de janeiro de 2020, após deixar minha família em casa, eu andei pela primeira vez nos corredores do Hospital Evangélico, não só para visitar meu sogro e minha cunhada que o acompanhava, mas para pedir autorização para transformar o quarto em um estúdio fotográfico no dia seguinte. Não cheguei a falar com o médico, as enfermeiras ouviram a história e disseram:

— Venha no começo da noite que a gente dá um jeito. Assim foi feito. No dia seguinte, busquei o fotógrafo Paulo e levamos roupas sociais para Seu Ignácio ficar apresentável na foto.

Vestida com sua beca de formatura, ao lado do pai e da irmã, com o anel que recebeu de sua mãe, minha esposa, finalmente, tinha as fotos que tanto queria, dando a Seu Ignácio a alegria de ver a filha formada. Agradeci as enfermeiras e tentei pagar o fotógrafo, que recusou dizendo:

— Já vou receber pelo trabalho na faculdade. Esse gesto eu fiz por caridade e estou feliz de ver a alegria do velho.

As fotos ficaram lindas. Estão nos porta-retratos de nossa casa e ninguém diz que foram tiradas em um quarto de enfermaria de hospital.

Nos dias que se seguiram, Seu Ignácio foi melhorando até que recebeu alta e autorização para fazer a viagem de volta, primeiro, para São Paulo, depois, para Recife e de lá para Barra de Guabiraba, no interior de Pernambuco.

Voltamos à vida normal. Ana cada dia mais adaptada a sua nova carreira e eu cada dia viajando mais, deslocando-me para diversas regiões, vivendo experiências e voltando ao ponto em que me encontrava em 2015, pensando em um novo lugar para viver. Não seria uma missão simples, eu precisava pensar em Ana, em sua carreira no agronegócio, por isso, São Paulo seria, praticamente, carta fora do baralho. Mas oportunidades não faltariam.

Pouco tempo depois da formatura da minha esposa, eu estava com a agenda cheia de palestras para cumprir em várias cidades; Ribeirão Preto, Londrina, Itajaí e Florianópolis já estavam no radar. Uma delas poderia receber a família Levati para seu endereço definitivo.

Saí de casa em março de 2020 para cumprir uma agenda de 15 dias, finalizando com os demais colegas de empresa os eventos para profissionais do mercado imobiliário que eu começava a organizar a partir de casa, fazendo contatos e reuniões *on-line*. Não chegamos a realizar nenhum deles. Um a um foram sendo cancelados. Primeiro, pelas prefeituras e, depois, por nós. A OMS* decretou pandemia de coronavírus e nunca mais a vida seria a mesma.

Dourados, junho de 2021.

---

* *Em 12 de maio de 2020, a OMS declarou oficialmente a pandemia de covid-19.*

CAPÍTULO 7

Confortavelmente entorpecido

Eu não sabia que estava em uma unidade de terapia intensiva. Para mim, aquele lugar onde me encontrava era uma espécie de clínica que oferecia algum tratamento oriental alternativo para a saúde. Era um ambiente fechado, muito gelado e com um forte cheiro de eucalipto. O fato de eu pensar ser uma clínica oriental se deve ao fato de eu ter em minha memória muitos símbolos taoístas, médicos que se vestiam como samurais ou como guerreiros chineses e por uma série de interações com uma enfermeira que a toda hora me apresentava símbolos e amuletos que eu não conhecia.

Essa mulher tinha sobrancelhas muito bem desenhadas e, por trás da máscara, eu enxergava seus olhos maus. Eu a identificava como a Maga Patalógica e ela, além de mandar em todos os profissionais da UTI, estava sempre envolvida com dinheiro. Eu tinha certeza que havia feito para ela uma transferência bancária de todo meu dinheiro e do limite bancário disponível para pagar pelo meu tratamento. Você não imagina o alívio que foi quando, dias depois da minha alta, eu consegui acessar a *internet banking* e constatei que aquela transferência não aconteceu.

Uma sensação que contrasta com a tristeza e confusão que tive quando, dias antes de descobrir sobre a transferência, lá pelo quarto ou quinto dia após a alta, falando com meu irmão Allan, fiquei muito decepcionado e explico o porquê.

Durante todo o tempo que passei naquele ambiente gelado, sem ventilação natural, sempre muito claro, onde convivia com outros doentes, eu acreditava ter uma conexão mental com meu irmão.

Meu irmão caçula, o Allan Levati, que desde pequeno o chamamos de Nino, mora em São Paulo, está vivo e vacinado e, até aquele momento, enxergava a covid como uma ameaça que o afligia de perto, dado seu trabalho nos aeroportos.

EXTUBADO

Lembro-me de uma conversa que tivemos meses antes a respeito da pandemia. Ele me contava que não aguentava mais ver ambulâncias e carros de funerária em frente aos hospitais que faziam parte de seu caminho diário de volta para casa.

Durante o meu coma, naquela UTI, a minha mente intoxicada pelo vírus, pela falta de oxigênio e pelos sedativos, me fez acreditar que eu conversava com meu irmão nos momentos em que ele estava em casa, depois do trabalho, no mesmo quarto onde passamos nossa infância. Ele conseguia me ver e conversar comigo, me dava força na luta contra a Maga Patalógica e dizia estar tranquilizando minha mãe sobre meu estado de saúde. Também me cobrava, perguntando por que eu simplesmente não saía dali e ia para casa.

Eu dizia que não conseguia, que estava preso àquela cama e não tinha força nas pernas quando tentava me levantar. Lembro-me de fazer um esforço intenso, tentando mostrar a ele minha imobilidade.

Como só tínhamos essa conexão em parte do dia, ele se assustava ao ver-me em situações que ele não havia visto antes:

— *Por que você está amarrado à cama?*
— *Por que você está deitado de bruços?*
— *Você se cagou todo!*

Conversávamos, principalmente, nos momentos em que a UTI ficava mais vazia. Ele me divertia com lembranças de minha adolescência, tocando discos de vinil antigos e tinha o poder de atrapalhar todo o andamento do ambiente do covidário nos momentos que julgava serem importantes para mim. Disparava os *bips*, apagava e acendia as luzes e fazia os ramais de telefone tocarem sem parar. Ele era um *poltergeist*. Mesmo a distância, ele tinha maneiras para intervir na UTI e isso irritava demais, adivinha quem? Ela mesma, a Maga Patalógica.

Irritada, ela se aproximava e sussurrava ameaças em meu ouvido. Dizia saber quem era meu irmão. Que não adiantava ele intervir, pois eu só sairia de lá quando ela quisesse. Por outro lado, ele me dizia que eu estava ali, por ser vítima de um esquema de corrupção liderado por ela.

Com o tempo, entendi que isso se tratava de mais um delírio, mas essas lembranças também me trouxerem à tona alguns pontos que até hoje seguem me causando curiosidade, sobre o nível de consciência de uma pessoa intubada. Um desses pontos diz respeito ao Palmeiras e à final da Libertadores da América. Em casa, somos palmeirenses e meu irmão Nino, o mais apaixonado torcedor.

Em nossas conversas na UTI, eu soube por ele que o Palmeiras foi campeão e ele dizia estar em uma mistura de sensações, triste pela minha condição, porém, feliz, pois sabia que eu gostaria daquela notícia. Não fiquei necessariamente feliz. Em uma situação como aquela, o futebol é coisa de menor importância. Mas fiquei, digamos, contente por saber que meu time havia sido campeão da América.

Feliz mesmo eu fiquei depois, quando comecei a escrever e catalogar minhas memórias, pois essa informação, que o Palmeiras foi campeão da Libertadores, tem uma data e essa me permitiu cravar o nível de consciência que eu tinha no dia 30 de janeiro de 2021. Nessa data, eu estava no auge da covid, intubado há sete dias e deveria estar totalmente sedado.

Ah, sim! Eu não sei como eu soube que o Palmeiras foi campeão. Mas a minha explicação para essa memória é pelas conversas de enfermeiros e fisioterapeutas sobre futebol e que aconteciam próximas.

Também é dessa época a memória da frase que ouvi constantemente repetida entre os enfermeiros que me visitavam, afobados após os equipamentos e luzes piscarem e o som dos *bips* descontrolarem:

— *Ele não desliga de jeito algum!* – Diziam entre si.

O próximo procedimento após ouvir essa frase, quase sempre, era uma injeção no braço direito, aplicada por algum enfermeiro, por uma ordem da Maga Patalógica. Depois disso, eu via três ou quatro pares de olhos, rostos cobertos por máscaras, cabelos presos por bandanas, alguns óculos, todos com *face shields*. Enquanto eles sumiam, agora mais tranquilos, eu ouvia:

— *Agitado ele, né?*
— *Nossa que susto.*
— *Sempre o Seu Denis.*

Eu nunca havia assistido *Grey's Anatomy*[*], série que se desenrola dentro de um hospital e cujo enredo procura apresentar os desafios e rotinas de uma equipe médica em formação. Quando lá no começo da minha recuperação, após uns 15 dias da alta, relatei essas lembranças para o amigo Tiago Stropa, ouvi dele que havia algo parecido na série.

Comecei a assistir e, finalmente, na terceira temporada, encontrei uma cena que envolve um personagem secundário, cujo arco dramático realmente se parece com o que acabei de relatar. É Charlie Yost, um paciente em coma, isolado em um leito do hospital. Os médicos residentes, personagens principais da série, passam a usar seu quarto para passar a hora do almoço, conversar e jogar cartas. A ideia parece excelente já que o refeitório é sempre cheio e ali é um lugar silencioso e tranquilo; e o paciente – a quem eles chamam só de *Really Old Guy* – está em coma e, claro, inconsciente. Nada poderia dar errado.

---

[*] Esse arco dramático está disponível no 6º episódio da 3ª temporada de *Grey's Anatomy*.

Entre almoços e fofocas realizados ao longo de um ano naquele quarto, um dos personagens ainda alerta: — *Cuidado com o que se fala perto desse homem, você não sabe o nível de consciência que ele possui.*

O alerta não foi suficiente. Um ano depois, ele acorda e, para surpresa de todos, tinha consciência de muitos dos diálogos realizados perto dele. E sua interação com a médica Izzie Stevens se dá a partir das lembranças desse ano que passou em coma.

Pois é. Não sou médico e toda minha experiência de pesquisa sobre o tema se resume agora a quatro temporadas de *Grey's Anatomy*, mas acredito que o ambiente impacta, diretamente, na experiência de quem está passando pelo trauma do coma.

Quando voltei para casa, pedi para Ana ligar para meu irmão! Em nossa conversa por vídeo, que ele não deve ter entendido nada, eu tentava equalizar a voz enquanto gritava:

— *Vamos contar para todo mundo o que eles fizeram. Conta pra Ana que eu fui sequestrado e que eles queriam dinheiro para me liberar do tratamento. Conta pra ela.*

Ele desconversou, não negou e nem confirmou nada. Enquanto via Ana indo para outro lugar da casa, com o telefone no ouvido, para explicar ao meu irmão sobre a minha condição neurológica, fiquei debatendo com minha mente sobre o que realmente havia acontecido.

Naquele momento, senti a maior dor de cabeça já experimentada em minha vida. Tudo aquilo era tão real! Eu tinha tanta certeza! Como poderia não ter acontecido? Àquela altura, eu não tinha certeza de nada, sabia que estive em um ambiente hospitalar, mas só com o tempo pude entender o que realmente aconteceu.

Voltando ao covidário e ao meu leito na UTI, por algum motivo que não consegui identificar, houve um momento em que as coisas começaram a melhorar. Quando digo melhorar, estou querendo dizer 'menos pior'. A enfermeira que me atormentava passou a ser menos hostil e ameaçadora, começou a interagir mais comigo e falar que conhecia minha esposa, que tinha contato com ela e que estavam, inclusive, se tornando amigas.

Eu pensava que essa melhora se devia ao fato de eu ter pago pelo tratamento. Na mesma proporção em que a enfermeira imaginária se tornara amigável, meu irmão se tornava cada vez mais ausente e triste comigo, pois, segundo ele, eu havia me vendido ao sistema! Em nossa última conversa, ele quis apenas brincar, ser leve e dizer que eu havia ficado bem com meu novo visual, de bigode em vez de barba.

Acredito que esse ambiente mais leve se deu por conta de eu ter sido extubado após duas outras tentativas e, à medida que respondia aos procedimentos e aos cuidados, as enfermeiras e auxiliares ficavam muito felizes.

Mais uma oportunidade para datar memórias! São dessa época, do período pós extubação, na semana que começa em 8 de fevereiro, as chamadas de vídeo que a equipe de enfermeiras faz com Ana para relatar as melhoras no meu quadro clínico.

Quase não me lembro do que falávamos nessas videochamadas. Mas guardei a ideia de uma expectativa de ir embora no sábado. Era no sábado que eu iria para casa. E isso causou em mim uma grande euforia.

Lembro-me de fazer planos sobre isso. Uma fisioterapeuta dizia que minha voz ainda não estava boa e que minha dicção estava comprometida, mas eu tinha a ideia de fazer uma *live* no Instagram e contar aos meus amigos que estava bem.

Mas algo aconteceu durante aqueles dias e o sábado não chegou como previra.

Em um daqueles momentos de calmaria, de ambiente vazio na UTI, o que denotava noite, vi um dos enfermeiros de plantão se aproximar e preparar uma injeção, enquanto olhava nos meus olhos e dizia:

— *Fala Seu Denis! Tem alguém aí dentro?*
— *Não precisa falar... só balança a cabeça se consegue me ouvir.*
— *Fica tranquilo, Seu Denis, agora você vai dormir.*

E assim aconteceu. Após a picada no braço direito, enquanto ele se afastava dizendo:

— *Agora eu também vou dormir, Seu Denis!*

Eu comecei a ver o teto girando, os olhos pesando e, lentamente, como na canção do Pink Floyd*, me senti, confortavelmente, entorpecido e dormi profundamente.

Acordei assustado com um barulho de metal acontecendo ali perto. Era um barulho feito de propósito, para me despertar e provocado por alguém. Ouvi uma segunda vez e olhei para frente, no pé da cama, e agora acompanhado de uma voz:

— *Acorda, Seu Denis. Você precisa melhorar e ir para casa com sua esposa e seu filho.*

Eu queria dormir, mas antes de voltar a fechar o olho, o barulho de metal voltou. Era uma mulher com um rodo de puxar água, desses que se usa para limpeza, sendo batido no pé da minha cama.

— *Acorda, Seu Denis. Você precisa melhorar e ir para casa, agradecer ao João.*

Eu tentei entender, perguntei:

---

* *Comfortably Numb*, álbum *The Wall*, Pink Floyd, 1979.

— *Que João?*
E tentei deitar-me novamente. Mas antes de encostar a cabeça no colchão, o barulho de metal batendo soou mais uma vez:
— *Acorda, Seu Denis. Vai pra casa ficar com sua esposa, com seu filho e agradecer ao João da caminhonete.*
Antes de me deitar e apagar pela última vez, na UTI, fiz mais uma pergunta e fui respondido por aquela senhora com roupa verde, de máscara no rosto, protetor no cabelo e com um rodo fazendo suporte para seus braços cruzados, enquanto falava comigo à beira da cama:
— *Quem é você?*
— *Eu sou a Sandra. Sou a Sandra da faxina e o senhor está aqui faz muito tempo e precisa ficar bom logo.*

Dourados, junho de 2021.

CAPÍTULO 8

Intercorrências

Quando não precisou mais ficar em casa cumprindo quarentena pela covid, Ana passava muito tempo no hospital, procurando informações a meu respeito. A ela não bastava receber uma ligação a qualquer hora do dia, precisava conseguir saber sobre mim, com informações direto da fonte. Ela descobriu a entrada de funcionários do hospital, o refeitório improvisado e foi lá que ela acompanhou a rotina dos profissionais de saúde do Hospital Evangélico, naqueles dias que ficarão conhecidos no futuro como a "segunda onda da covid-19".

Antes de se vestir com capotes e equipamentos de segurança, enfermeiros, auxiliares de enfermagem, médicos e, claro, profissionais de limpeza interagiam naquele espaço. Foi a auxiliar de limpeza, a pessoa que primeiro lhe deu atenção, que lhe deu dicas e que lhe apresentou algumas das enfermeiras que estiveram comigo.

Era comum ela passar a noite por lá, e quem aparecia para salvar quase sempre era o amigo João Paulo Machado e sua caminhonete branca. Carla, sua esposa, apareceu também para buscar o carro de Ana, estacionado em lugar proibido, ou mesmo, levar almoço para minha esposa.

Sandra testemunhou todo aquele movimento até o dia em que ela e as demais enfermeiras passaram a evitá-la. Aquela distância representava algum temor para Ana.

— *Sandra, aconteceu algo com o Denis?*
— *Não posso falar.*
— *Ele morreu?*
— *Não posso falar. É melhor você ir para casa e receber notícias lá.*

Ana aguardou por horas para saber pelo médico que, após uma piora do meu quadro e uma forte 'intercorrência', eu havia sido intubado.

INTERCORRÊNCIA - É o termo que define a ocorrência de um evento inesperado em um procedimento médico e que não poderia ser previsto. Em outras palavras, algo fugiu do controle e a melhor coisa a fazer é esperar. No meu caso, as intercorrências foram, principalmente, convulsões que aconteceram ao longo do tratamento. Arrisco dizer que o desmaio no avião possa ter sido outro episódio de convulsão, já causado pela infecção do vírus.

Não sou epiléptico, mas já existem estudos que demonstram a ocorrência de convulsões não controladas causadas por febre ou infecção nos casos mais graves de covid.

Voltando ao momento em que Ana soube da primeira intercorrência, foi também quando ela foi levada pelo amigo João Paulo e Carla para fazer exames em outro hospital, onde foi constatada a covid e ela precisou cumprir isolamento em casa.

Não havia mais possibilidade de informações indo ao hospital. Agora era preciso esperar as ligações diárias, uma ou outra informação que chegava pelo *WhatsApp* e esperar. Ou melhor, no caso da Ana, rezar. Foi um período em que ela se apegou muito à religião, ainda mais com a chegada de sua irmã Nina, cristã neopentecostal, cuja fé serviu de apoio e consolo para aqueles dias.

Com o passar do tempo, as notícias eram de estabilidade em meu quadro, de melhoras nos sintomas e parecia que em breve eu sairia da UTI. Depois que fui extubado, havia uma certa euforia ao meu redor. As enfermeiras e auxiliares faziam muito barulho. Ligavam para Ana, promoviam videochamadas com meu filho e até Nina, a gata, aparecia nas conversas para atender meus pedidos.

Em algum momento, as ligações e a alegria ao meu redor pararam. As memórias se tornaram ainda mais confusas e o pouco que lembro são de minhas mãos enfaixadas, de ouvir minha voz proferindo palavras com muita dificuldade.

Eu ainda via imagens na parede, via médicos com roupas de samurais entrando e saindo naquele ambiente, então, preferi fechar os olhos. Passei a ouvir, em vez de ver, e isso me produzia algum conforto. Fechar os olhos e me concentrar nas vozes que traziam informações importantes. Com elas, eu fazia planos. Planos de sair daquela cama e fugir dali. Planos de voltar para casa e ver minha família.

Nesses momentos, eu pensava muito em meu filho. Muitas e muitas vezes eu pensava nele. Enxergava uma silhueta distante que, aos poucos, se convertia na figura do meu menino. Tentar alcançá-lo e não conseguir é o sentimento mais angustiante que eu senti em toda minha vida.

Dourados, julho de 2021.

CAPÍTULO 9
Dano cerebral

Essa poderia ser só mais uma maneira de incluir uma canção do Pink Floyd* para nomear um capítulo, mas é para lembrar um dos maiores temores pelo qual minha família e meus amigos passaram durante o período em que estive na UTI: a suspeita de um dano cerebral.

Ana anotou e guardou na memória a conversa que teve com um dos médicos do hospital:

— *Seu marido tem uma deterioração cerebral considerável. É provável que tenhamos que transferi-lo, pois não temos um especialista aqui.*

A suspeita de um AVC era cada vez maior e os médicos preferiam falar com o amigo João Paulo do que com minha esposa nas ligações diárias.

Essa foi uma das etapas mais difíceis de entender, durante a busca de recuperação da memória nos meses seguintes. Eu tinha poucas memórias para me ancorar sobre esses dias e, só com o tempo, essas peças do quebra-cabeças começaram a fazer sentido.

Passados meses de minha internação, os grupos de *WhatsApp* foram uma importante fonte de pesquisa para montar uma linha do tempo com todos os acontecimentos.

Em um dos grupos, uma mensagem do Rodrigo Werneck explica o que estava acontecendo:

— *Denis foi extubado, resistiu bem a esse processo, mas depois apresentou perda de consciência. Ele não é mais um paciente de covid e, sim, um paciente neurológico.*

Com poucas informações vindas do hospital, Rodrigo e Ana buscaram conversar com mais médicos para ter outras opiniões e, assim, quem sabe, alguma tranquilidade. Em uma outra conversa no *WhatsApp*, Rodrigo volta a tranquilizar as pessoas:

---

* Mais uma referência do Pink Floyd, desta vez Brain Damage do álbum *The Dark Side of The Moon*, 1973.

EXTUBADO

— *Fizemos uma consulta por vídeo com um clínico geral do Einstein, em SP, que nos abriu os olhos para alguns pontos importantes. Como o hospital em que ele está não tem neurologista, estamos buscando contratar um neuro, em Dourados. Ele está estável, acordado, apresenta alguma melhora nas reações a determinados estímulos, mas tem dificuldades na fala.*

Quando ele diz 'fizemos uma consulta', está incluindo na rede de apoio tanto Ernani Assis (que já havia providenciado passagens para Michele, a sobrinha de Ana, vir a Dourados ficar no lugar de sua mãe) quanto Marcele Caruso que conseguiu uma teleconsulta com o médico Fabio Nasri que tranquilizou a todos, afastando, momentaneamente, a suspeita de AVC.

Quando ele diz 'estamos buscando', está incluindo, além dele, minha esposa e novamente o João Paulo Machado, que encontraram na cidade o neurologista Irineu Renzi e o levaram ao hospital para me examinar.

O Doutor Irineu encontrou Ana e João em frente ao hospital e, diante da angústia demonstrada, sobretudo pela minha esposa, prometeu a eles um diagnóstico franco, independentemente do cenário em que eu me encontrasse.

"Farei o exame como se fosse o meu irmão! Volto aqui e conto para vocês como eu encontrei o Denis". Foi essa a frase que o amigo João ouviu do médico, antes de ele partir para a área de isolamento do covidário.

Depois de quase uma hora, ele retornou com boas notícias. Após testes e avaliações feitas em mim, e depois de analisar as tomografias, foram afastadas quaisquer possibilidades de AVC. Segundo ele, o quadro clínico tinha características de 'polineuromiopatia do paciente crítico' (PPC), decorrente da extubação e da sedação profunda.

A PPC[*] é uma afecção comum em casos prolongados de UTI, caracterizada pela fraqueza muscular e diminuição dos reflexos que, além de atrapalhar o desmame da ventilação mecânica, provoca tremores, crises convulsivas e delírio imperativo.

O Dr. Irineu deixou um longo relatório com recomendações de ajuste nas doses de medicamentos e, apesar de afastar a suspeita de acidente vascular, não foi muito animador ao trazer o prognóstico. Ao reencontrar minha esposa e meu amigo do lado de fora do hospital, o neurologista disse a eles:

— *Eu disse que diria a verdade, então lá vai. Ele sofreu um impacto grande. É como se tivesse sido atropelado por um caminhão e isso traz danos. É evidente. Felizmente, o sistema neurológico dele está preservado.*

Contou a eles que eu fiz joinha com o polegar para ele. Imagino que isso tenha sido um grande sinal para o neurologista. Também disse que

---

[*] *Encontrei alguns estudos sobre PPC, mas nenhum sobre covid. Deixei como referência aquele que considerei a melhor explicação.*

acreditava que eu iria melhorar, mas que não esperasse que isso ocorresse rapidamente. A expectativa era de uma melhora lenta e levaria alguns meses para voltar a andar normalmente. A recomendação, além dos medicamentos, era de fisioterapia. Muita fisioterapia.

Se não era a melhor notícia, também não era a pior.

Fico imaginando como Ana encarou todas essas informações sobre o futuro de nossa família. Sobre o seu marido que, em algum lugar daquele hospital, convalescia em um leito de UTI. Estava vivo, porém reagindo pouco aos estímulos. Respirando já sem aparelhos, mas sofrendo com intercorrências quase todos os dias.

Como seriam os próximos dias? Quando ela me levaria para casa? Como seria a vida a partir de agora?

Logo ela começaria a tomar providências para responder a essas perguntas, antes disso, ainda havia lutas a serem vencidas no mesmo hospital.

Dourados, julho de 2021.

CAPÍTULO 10

Quarto 25

Era manhã do dia 13 de fevereiro quando Ana recebeu um telefonema acalentador. Na ligação, pediram para ela ir ao hospital e passar a me acompanhar, pois, finalmente, eu poderia sair da UTI e terminar o tratamento em um quarto de enfermaria, ainda no covidário, mas não mais na UTI.

Ana preparou minha mochila com *notebook*, celular, carregadores e uma muda de roupa simples, composta por uma bermuda, um par de chinelos e uma peça muito significativa, a minha camiseta dos Rolling Stones. Também colocou as contas do mês de fevereiro, afinal, ela aproveitaria a oportunidade para saber o que era débito automático, o que deveria ser pago no banco e outras instruções relacionadas à rotina da casa.

Deixou tudo alinhado no seu trabalho, orientou Michele, sua sobrinha, sobre as rotinas da casa, e com elas, a companhia de Denis Jr., enviou mensagens com a novidade para os amigos mais próximos e partiu para o hospital. Estacionou o carro sob a sombra dos *flamboyants* douradenses, passou pela entrada de funcionários, vestiu capote e equipamentos de segurança, obrigatórios a todos que entrassem naquela área e seguiu para o quarto, ao meu encontro.

A decepção que ela sentiu ao ver-me na cama foi maior que a euforia que, há poucas horas, havia lhe enchido de esperança. Ana me encontrou deitado, seminu, muito vermelho, com as mãos fechadas e trêmulas; além de sondas e terminais espalhados pelo corpo. Eu tinha as palmas das mãos feridas pelas minhas unhas e escaras de decúbito nos calcanhares, nas costas e nas nádegas.

Meu corpo sequelado refletia a luta dos 23 dias deitado em um leito de UTI. No entanto não era a minha condição física o que mais entristecia minha companheira e, sim, o meu estado catatônico. Calado, em choque, sem reconhecê-la e sem reação alguma, eu olhava para o vazio com um olhar perdido.

Ao perguntar às enfermeiras sobre o meu estado, ouvia como resposta que eu estava bem, que estava ali para finalizar o tratamento antes de ir para casa. Ana retrucava dizendo que não, que aquele ali não era o seu marido. Na cama ao lado, o senhor Sebastião, um octogenário que também se recuperava da covid e que já teria sido meu companheiro na UTI, disse a ela que eu estava bem sim, mas que eu era assim, caladão mesmo. Resignada, encostou a mochila em um canto do quarto e chorou. Chorou, refletiu, mas Ana não é de ficar parada e se lamentando. Ela começou a agir e seu primeiro gesto foi começar a cuidar de mim.

Já com certa interação com as enfermeiras, o que lhe possibilitava o trânsito no ambiente, Ana saiu do hospital em busca de produtos de melhor qualidade para cuidar da minha higiene e das assaduras e escaras que a incomodavam.

Eu já disse que fui muito bem cuidado no hospital. Uma lembrança que tenho é de receber massagens com algum tipo de creme na planta dos pés e isso acontecia desde sempre, tanto na UTI quanto no quarto de enfermaria. Agora, com Ana por perto, tudo era feito com muito esmero. Ela cortou minhas unhas, escovou meus dentes e providenciou óleos cicatrizantes para minhas feridas. Comprou fraldas e cremes hidratantes de marcas conhecidas por acreditar que iriam me proporcionar maior conforto.

Entre os cuidados proporcionados por ela, sem dúvida alguma, o que mais me trouxe conforto foi beber água. Mesmo contrariando as enfermeiras, que diziam que a hidratação vinha por dieta enteral, Ana começou a me dar água, molhando-me a boca com algodão úmido. Eu tive longos e repetidos sonhos e delírios onde sentia sede, e tenho alguma memória da sensação de alívio ao sentir os lábios e a língua umedecidos.

Ali, entre uma providência e outra, Ana lembrou-se da recomendação do Dr. Irineu Renzi e começou a questionar sobre as sessões de fisioterapia. Como eu havia chegado na enfermaria naquele dia, e estava praticamente inerte na cama, ela ficou com a impressão de que eu não estava tendo esse tratamento.

Insatisfeita com a explicação das enfermeiras, ela comprou essa briga e, diante do impasse para aumentar o número de sessões, foi atrás de uma profissional externa para, a exemplo do que aconteceu com o neurologista, me atender no hospital. Quase foi impedida de continuar me acompanhando. A responsável pela área não permitiu uma profissional externa. Afinal o hospital é muito bem servido de fisioterapeutas e, por pressão ou não, eu passei a fazer muitas sessões nos dias que se seguiram.

Antes de terminar o primeiro dia no quarto 25 da enfermaria, o primeiro fora da UTI, Ana, Seu Sebastião e Veralúcia, a sua cuidadora, iriam testemunhar a última intercorrência que sofri na minha passagem pelo hospital Evangélico.

Eles me viram convulsionar.

Sob o olhar assombrado da minha esposa que conferia o oxímetro em meus dedos, minha saturação caiu para menos de 50% e meu batimento cardíaco foi a 140 BPM. Os sensores descontrolados indicavam urgência.

Ana gritava por socorro, enquanto a cuidadora do paciente ao lado fazia o alerta:

— *Fica calma! Fica calma, ou eles vão tirar você daqui e levar seu marido de volta para a UTI.*

Enfermeiros experientes apareceram para controlar a situação. Aplicaram anticonvulsionante e, felizmente, não foi preciso voltar para a UTI. Providenciaram oxigenação via cateter e outras medidas imediatas foram tomadas para eu passar a noite.

Na manhã seguinte, Ana, mesmo sendo alertada sobre o que significava o isolamento e que se quisesse me acompanhar não poderia ficar indo e voltando, conseguiu autorização para ir à casa. Quando retornou, soube que Seu Sebastião foi retirado do nosso quarto e encontrou na parede, ao lado da porta, um papel com aviso com um sinal de exclamação: AMBIENTE CONTAMINADO E ALTAMENTE INFECTANTE!

Parecia a cena de *Monstros S.A.**, onde a turma de Mike Wazowski precisa isolar um dos personagens que teria entrado em contato com a meia de uma humana, um objeto tóxico que deveria ser evitado. A diferença é que, em vez da meia inofensiva de Monstros S.A., eu estava com uma bactéria oportunista e resistente no pulmão e precisava de mais antibióticos para evitar maiores complicações.

Ana presenciou banhos de Vancomicina** em mim e foi avisada que deveria permanecer no hospital, se fosse ela a minha companhia até a alta. Ela ouviu, acatou, mas a cuidadora que presenciou minha convulsão já havia ganhado sua confiança. Veralúcia estabeleceria com Ana uma relação que duraria por um bom tempo.

Senhor Sebastião também sofreu intercorrências e precisou voltar à UTI, onde não resistiu e veio a falecer.

A partir de agora, mesmo sem saber, eu tinha uma cuidadora só para mim e seu nome era Veralúcia.

Dourados, julho de 2021.

---

* *Monstros S.A. (Monsters, Inc.)* é outra animação da Pixar lançada em 2001.

** Vancomicina - É considerado o antibiótico mais forte do mundo. É indicado para o tratamento de infecções graves causadas por bactérias hospitalares.

CAPÍTULO 11
Major Tom

Não me lembro de praticamente nada dos mais de dez dias em que eu era um paciente em convalescença em um quarto de enfermaria daquele hospital. Nesse lugar, eu tanto deveria me recuperar do tratamento invasivo da covid quanto deveria recuperar as forças, recobrar a memória, a lucidez e minha vida de fato.

Não fosse pelas fotos que Ana fez nos momentos em que ela considerava relevantes para a minha recuperação, eu não conseguiria sequer descrever o ambiente. Sei que o quarto tinha duas camas, uma televisão e um banheiro com chuveiro. Posso dizer que, em determinado momento, eu parei de sentir tanto frio, havia diferença entre dia e noite, mas a sede aumentou muito nesse período. É provável que essas mudanças tenham sido percebidas por conta da mudança de ambiente.

Dali, desse lugar seco e quente, tenho memórias esparsas sobre alguns objetos que se encontravam no local. Uma cadeira de rodas onde se lia 'Posto 1', uma cadeira de fios, item obrigatório nas residências douradenses, e uma poltrona azul. Quando fecho os olhos e penso nesses objetos eu não sinto frio, mas a boca chega a ficar seca novamente, pela memória ancorada na sensação de sede.

Em comparação ao ambiente anterior, além de menos frio, era também mais silencioso e o trânsito de pessoas muito menor. Não consigo dizer muito mais que isso para descrever aquele quarto. Sei dizer que os *bips* diminuíram, assim como o barulho de portas batendo. Os sons de pessoas conversando e telefones tocando também sumiram. É aqui que estão posicionados, na linha do tempo, os fatos que relato no primeiro capítulo deste diário. Preso em meus pensamentos, eu precisava ser provocado para interagir, para sair do limbo profundo em que minha mente se encontrava.

Nesse ambiente confortável, eu vivia em uma profunda viagem de sonhos e delírios constantes onde eu me via em lugares e cenários diferentes, interagindo com pessoas que nunca nem estiveram em Dourados. Essa é uma mudança significativa na minha percepção do espaço e do tempo. Era o contrário do que ocorreu na UTI. Agora, todas as memórias e interações ocorreriam em primeira pessoa, à minha volta e sob a perspectiva de quem estava deitado em um leito hospitalar.

O despertar desse transe era quase sempre da mesma forma que Sandra, a auxiliar de limpeza fez com o rodo na UTI. Através da insistência em um pedido de atenção. Pensar era cansativo. Responder às perguntas exigia um enorme esforço mental, enquanto que me deixar levar pelos pensamentos era confortável, convidativo.

Quando penso nessa sensação, lembro do astronauta Major Tom de *Space Oddity** que perde contato com o *ground control* enquanto viaja sem rumo pelo espaço. Em momento algum ele esboça desespero, ao contrário, ele apenas constata a beleza da Terra enquanto se distancia para a imensidão sem volta. Quando ouço a contagem regressiva de David Bowie, lembro exatamente daquela sensação e me sinto como o próprio Major Tom.

Mas Ana estava no *ground control*. Quando ela, alguma enfermeira ou fisioterapeuta falavam comigo, repetindo uma informação, insistindo com algum sinal sonoro e pedindo minha colaboração, algumas vezes, mesmo assustado e sem saber o que estava acontecendo, eu despertava.

Não sei se despertar é a melhor descrição, visto que eu estava acordado e respondia aos estímulos. Mas me lembro de vários desses momentos:

Quando Ana insistia para dizer meu nome, minha idade, quem eu era e quem era minha família;

Quando o fisioterapeuta me pedia para mexer as pernas ou levantar os braços e puxar os dedos inflados de uma luva de borracha;

Sentir calor quando após dar alguns passos no corredor do hospital, olhar pela janela do hospital, ver lá de cima os *flamboyants* e pensar: *Aqui é Douradas. Eu já senti esse calor.*

Esse mesmo calor eu senti quando me levaram de cadeira de rodas ao pátio e de lá olhar os *flamboyants* na rua e pensar a mesma coisa: *Eu estou em Dourados. Já morei nesta cidade.*

Após esses lampejos de clareza, eu rapidamente retornava ao estado de transe, onde eu sonhava mesmo acordado, muito influenciado por remédios, pelo impacto deles no cérebro e por um elemento novo, um objeto que não estava na UTI, mas que cumpriu um papel protagonista no quarto: um aparelho de televisão.

Tenho muitas histórias para contar sobre como a TV influenciou minha recuperação e falar sobre isso merece um capítulo a parte de tão sério e importante que considero o tema.

---

* *Space Oddity* está no segundo álbum de David Bowie de 1969.

Voltando ao meu estado letárgico e catatônico, o mesmo que incomodava a Ana e sobre o qual pairavam suspeitas de dano cerebral. Era como se eu estivesse coberto por várias camadas de pensamento que produziam realidades paralelas. Nas minhas, eu imaginava que a cadeira de rodas onde se lia 'Posto 1' era a do Dr. Albert Sabin[*], o médico polonês criador da mais eficiente vacina contra poliomielite e a poltrona azul, localizada entre as camas do quarto, era do Papa Francisco e precisava ficar reservada para ele.

No mundo real, Ana relata que eu falava para os enfermeiros que, em breve, o Dr. Sabin chegaria para pegar sua cadeira e não poderia ter bolsas e outros objetos na poltrona azul, pois o Papa Francisco não gostava de bagunça.

Eu não tenho lembranças de nada disso. Mas me lembro de conversar sobre vacinas com o Dr. Sabin e de falar com o Papa Francisco sobre o Sínodo da Amazônia[**], enquanto ele ocupava a poltrona azul em um daqueles dias.

Preciso dizer que não tenho nenhuma experiência com drogas não legalizadas, por isso não consigo fazer comparações com viagens lisérgicas ou qualquer outro efeito alucinógeno promovido por qualquer substância. As drogas que conheço são as que consumo no dia a dia como o açúcar, o café, o refrigerante e elas produzem outro tipo de efeito, na maioria das vezes, mais nocivo e silencioso.

Eu consumo álcool, amo cerveja e não dispenso um vinho para animar uma conversa. Em quase 20 anos, desde que nos conhecemos, Ana nunca me viu bêbado para ter algum parâmetro sobre o meu comportamento quando alterado.

Para não ser tão puritano, em uma viagem eu fumei maconha e, ainda assim, já tinha mais de 40 anos e pedi autorização à minha mulher para viver a experiência que, aliás, foi frustrante. Passei mal, senti a pressão baixar e desmaiei. Não serviu para mim.

Não estou fazendo julgamento de experiências lisérgicas, respeito tanto quem faz o uso por recreação como quem utiliza para ritos religiosos e ainda mais por condições de saúde. Mas sempre resisti, muito mais por medo do que por qualquer outra razão.

Sou de uma geração que leu e depois assistiu *Eu, Christiane F. - 13 anos, drogada e prostituída*[***]. Crescemos com muito medo de drogas, baseados na história contada no livro e essa leitura, indicada nas palestras do PROERD[****],

---

[*] *Dr. Albert Sabin, criador da vacina contra poliomielite e conhecido no Brasil pelas campanhas de vacinação em massa nas décadas de 1970 e 1980.*

[**] *Sínodo da Amazônia aconteceu em outubro de 2019, no Vaticano e teve como objetivo debater o papel na igreja na região sob a visão pastoral católica e ambiental.*

[***] *Christiane F., filme alemão de 1981, baseado no livro homônimo.*

[****] *PROERD - Programa Educacional de Resistência às Drogas promovia palestras nas*

nas escolas públicas em que estudei, produziu em mim uma barreira para o uso de substâncias ilegais. Hoje eu nem acredito que o termo droga seja o mais correto, pois, além da conotação negativa, ele é muito abrangente. Exemplo disso é que, quando peço para Ana descrever como eu conversava e interagia nos dias de internação, ela sempre diz:

— *Parecia que estava drogado. Eu não te reconhecia, pois você não dizia coisa com coisa.*

Pois, é isso! Na verdade, eu estava drogado. Há mais de 30 dias, eu estava intoxicado por medicamentos que cumpriam suas funções, mas que tinham seus efeitos colaterais, entre eles, alterações no estado mental, como era o meu caso.

Além dos medicamentos e dos seus efeitos, é preciso também considerar a perda de memória como uma das sequelas da covid-19.*

Com muita paciência e resignação, Ana assistia tudo aquilo. Eu estava vivo, mas não era o mesmo Denis de antes. A covid havia passado; a infecção por bactéria controlada, mas o meu estado neurológico era um mistério.

Ela foi alertada pela psicóloga do hospital para ser mais dura e não me tratar como criança, me cobrando para a vida real e trazendo para o hospital objetos familiares para estimular a minha memória.

Os objetos vieram, eu os manipulei, alguns me trouxeram à tona, não de maneira definitiva, mas foi meio sem querer que ela encontrou uma forma de entrar em contato comigo de verdade.

Na busca por me oferecer coisas que me eram familiares, Ana testou algo que não é um objeto, nem tampouco palpável, mas que me foi certeiro: ela me colocou para ouvir música!

Dourados, agosto de 2021.

---

escolas públicas nos anos *1980*.

* *Participei como voluntário de alguns estudos sobre covid, um deles apontou que 60% dos pacientes que tiveram covid têm sequelas após um ano.*

CAPÍTULO 12

Ariano ouviria?

Quem me conhece sabe o quanto gosto de música. Desde muito garoto e influenciado pelo meu pai, ouvir música sempre foi um grande prazer. Minha primeira grande referência foram os Beatles. Com eles, é claro, vieram os Rolling Stones, Queen e outros clássicos das décadas de 1960 e 1970 que eu encontrava na discoteca do meu pai.

Além do rock, também conheci com meu pai a música e a poesia brasileira quando, de uma só vez, ele me presenteou com um pacote especial, que continha um disco e um livro e, na embalagem, o título: *Vinícius de Moraes para crianças*. Eu ouvia o dia inteiro e sabia de cor todas as canções. *A Arca de Noé*[*], o nome do disco e do especial de televisão, contava com a participação de Milton Nascimento, Chico Buarque, Elis Regina, e eu sei que você canta também canções desse álbum.

Duvida? Impossível não continuar:

— *Lá vem o pato, pato aqui, pato acolá?*

Ou esta:

— *Era uma casa muito engraçada, não tinha teto não tinha nada!*

Foi minha primeira paixão e o melhor presente que já recebi na vida. Digo isso sem a menor dúvida porque ambos, livro e disco, foram determinantes em minha formação cultural e ajudaram a determinar quem sou hoje.

Depois desse disco, nunca mais parei de consumir música e, quando a coleção do meu pai encerrou, eu descobri a dos meus primos. Com minha prima Rose, eu conheci a Legião Urbana e com meu primo Gilberto, o rock progressivo do 14 Bis e Pink Floyd.

Foi mais ou menos nessa época que eu comecei a montar *playlists*. Nos anos 1980, para montar uma *playlist* era preciso ir a uma loja de discos,

---

[*] *A Arca de Noé foi um álbum e um especial infantil baseado na obra Vinícius de Moraes para crianças, exibido na TV Globo no começo da década de 1980.*

escolher algumas músicas e, depois de alguns dias, voltar para pegar a fita cassete pronta, com os nomes das músicas datilografados na capa.

Conhecer música era um símbolo de status e minha adolescência foi marcada por eu ser o carinha que tinha fitas do Smiths, The Cure, Supertramp, Simple Minds, entre outros que pouca gente conhecia (ao menos na minha faixa etária), mas que depois explodiam nos festivais da época, como o Hollywood Rock, por exemplo.

Eu ganhava pontos e me tornava popular na escola e mais motivação para seguir pesquisando músicas. Depois vieram os sebos do Centro de São Paulo, a Galeria do Rock, o espaço Woodstock e as bancas com milhares de álbuns de vinil, onde eu me enfiava aos sábados.

Quando eu penso nesta época, gosto de pensar que sou o dono da loja de discos do filme *Alta Fidelidade**, interpretado por John Cusack que cria *playlists* e listas para registrar todas as suas experiências de vida. Não virei dono de uma loja de discos, mas segui minha vida fazendo *playlists* na era dos CDs, usando o famoso programa Nero para gravação e, depois, com o advento dos *streamings*!

Uau!!! Minha vida de curador de *playlists* foi muito facilitada. Tem praticamente tudo no Spotify e na Deezer. Não tem a mesma graça de garimpar um sebo, mas agora eu posso fazer minhas *playlists* por temas, viagens, artistas e situações imaginárias.

Exemplo: já pensou se os Beatles não tivessem se separado em 1970?

Pense em como seria o hipotético álbum de 1972: *Band on the run, Power to the People, My Sweet Lord, Imagine*. Pois bem, eu já fiz essa *playlist*, está lá no Spotify: Beatles 1972.

Eu falei sobre a canção *Imagine* do John Lennon, certo? É ela quem vai nos conectar novamente com a história sobre a minha recuperação da covid.

Transcrevi um áudio que minha esposa enviou para o psiquiatra que me tratou depois da alta do hospital. Ela descreve como a música tinha influência em minha recuperação no isolamento:

"*Quando eu cheguei ao hospital e encontrei o Denis, eu tive um sentimento de frustração porque aquele homem não era o Denis que eu conheço. Ele não me reconhecia, não falava, ele ficava com o olhar vazio, não perguntava do filho, dos pais, dos amigos e não sabia quem eu era. Então eu passei só a acompanhá-lo, sem interação nenhuma.*

Não tinha muito o que fazer, uma vez que ele estava em isolamento, apenas a televisão para assistir e as únicas pessoas com quem tínhamos contato eram os enfermeiros que vinham fazer procedimentos de cuidado nele.

---

* *Alta Fidelidade, filme de 2000.*

Eram sempre muito tensos. Os profissionais precisavam encontrar as veias dele e diziam para ele relaxar.

Com isso, tive a ideia de colocar música para ele ouvir. Então coloquei Imagine do John Lennon e ele, imediatamente, começou a chorar copiosamente. Em seguida, ele começou a cantar e o olhar mudou. Ficou mais vivo. Finalmente, ele tinha uma conexão comigo.

A partir daí, entendi que ele tinha uma relação profunda com as músicas. Percebi que elas o resgatavam do limbo em que se encontrava.

Eu gostava demais das playlists que ele sempre colocava para ouvirmos. As playlists de domingo, as de viagem. Então entrei no Spotify e vi que elas estavam disponíveis. Entre elas, havia com o nome de 'Ariano Ouviria?'

Escolhi uma delas para ele ouvir e o que acontecia a seguir era lindo de ver. Com o celular na cabeceira da cama e ainda com o corpo inerte e sem movimentos, usando fraldas e se alimentando por sonda, sem perguntar por ninguém e sem ao menos falar; quando começavam aquelas músicas, como o Bolero de Isabel*, ele levantava a cabeça, àquele que era o único movimento que ele conseguia fazer, tentando levantar os ombros. Cantava e ria... Ria e cantava, e se emocionava muito.

Foi quando percebi que a única maneira de resgatar o Denis, era colocando as suas músicas preferidas para ouvir. Eu sabia que ele estava ali em algum lugar. O corpo era o dele, mas o olhar era perdido, distante e refletia a confusão mental ali presente.

Não consegui registrar esses momentos, pois, neles, o celular estava ocupado tocando músicas que ele gostava e que tinham para ele um grande significado.

Ao som das músicas, era lindo de se ver. Ele voltava a ser o Denis que eu conhecia... que eu sentia saudade e queria, de novo, levar para casa.

As playlists eram um grande apoio, pois conectavam o Denis a mim."

Ariano ouviria? É uma pergunta.

Montei essa *playlist* após uma conversa com o amigo Homero Barbosa onde discutimos sobre os critérios que o escritor paraibano, radicado no Recife**, utilizava para consumir música de modo geral.

Fiz uma com artistas nordestinos que gosto muito e apresentaria para Homero na primeira oportunidade de conversa. Essa *playlist* foi também trilha de nossa viagem a Pernambuco e, talvez por isso, Ana a tenha escolhido para eu ouvir. Eram as canções de "Ariano Ouviria?" que Ana escolheu para ouvir no quarto 25 da ala de isolamento do Hospital.

---

* *Bolero de Isabel, Jessier Quirino, em Xangai, coletânea de 2016.*

** *O vídeo do canal Meteoro sobre o Movimento Armorial foi o ponto de partida para a conversa que inspirou a playlist.*

EXTUBADO

Como eu reagia ao ouvir – aqui no mundo real – Ana já relatou: despertava, levantava o pescoço e cantava a música ainda que com muitos erros e com a voz totalmente embargada, o que assustava as enfermeiras. No meu subconsciente, eu vivia uma experiência maravilhosa. Ao ouvir as canções, eu me transportava para os cenários que eram narrados ali. O mais comum era eu me ver em um auditório explicando o significado das letras e as referências poéticas para uma plateia sempre muito interessada.

Em outros momentos, eu era o próprio artista. Apertava com força uma bolinha de fisioterapia que deixavam comigo para não ferir a palma da mão com as unhas e acreditava que esse gesto faria a música continuar. Eu não queria que aquele momento acabasse.

Ouvindo *Estampas Eucalol*[*] eu toureava o Minotauro, voava com as asas de Ícaro até o Sol, depois mergulhava até Netuno em um oceano abissal. Essa é a música que eu mais amo em minha vida.

A música *Bolero de Isabel*[**] é um caso a parte. Ana sabe o quanto gosto dessa canção. Primeiro porque ela é inspirada no *Bolero*, uma peça de orquestra escrita por Maurice Ravel em 1928, cuja harmonia serviu de base para que o paraibano Jessier Quirino criasse uma obra-prima que relata a simplicidade da vida do sertanejo.

Mesmo gostando muito da música, eu nunca tinha pensando no 'nó dado por São Pedro e arrochado por São Cosme e Damião' como eu passei a perceber no meu delírio convalescente. 'O nó dado por São Pedro' é nada mais que uma aliança de casamento. Pelo menos, era para mim, em minha palestrinha imaginária.

Ana e eu usamos alianças. Ainda que não sejamos oficialmente casados, estamos juntos há mais de 15 anos.

Foi ouvindo *Bolero de Isabel* que tive um daqueles *insights* de clareza. Minha mente foi resgatada da penumbra e, nesse momento, ouvindo a canção, me lembro de ver Ana com o rosto coberto por máscara, mas eram os olhos da minha companheira de vida. Eu reconheceria seus olhos em qualquer lugar e em qualquer condição. "*Um par de olhos mansos, olhos de jabuticaba madura*".[***]

Ana entrelaçou nossas mãos e perguntou:

— *Quer casar comigo? Eu respondi que sim. Que iríamos nos casar.*

---

[*] *Estampas Eucalol música de Hélio Contreras inspirada nas coleções de cartões disponíveis nos sabonetes Eucalol.*

[**] *Jessier Quirino conta em seu canal como compôs a canção inspirado no clássico de Maurice Ravel.*

[***] *Referência à música Olhos Mansos, de Zé Geraldo.*

Ouvir música naquela fase da minha recuperação foi algo incrível, riquíssimo não só por ter acionado a minha memória musical como também produziu novas lembranças.

Com o passar do tempo e enquanto eu recuperava a memória, essas lembranças foram importantes para a criação de uma linha do tempo que me facilitou o entendimento de tudo que me aconteceu.

Como símbolo desse período, muito marcante para mim, mas também para ela, ganhei de Ana um pequeno busto de Ariano Suassuna que hoje fica eternamente pousado em minha estante.

Muitas vezes, eu olho para ele e penso na frase que está gravada na parte de baixo do objeto que representa Ariano: *"O homem não nasceu para a morte: o homem nasceu para a vida e para a imortalidade".*

Obrigado pela companhia naqueles dias, mestre.

Dourados, agosto de 2021.

CAPÍTULO 13
Televisão

Já contei que, salvo alguns lampejos de clareza, não tenho lembrança de quase nada do quarto onde finalizei o tratamento da covid.

Mas sei que ela estava lá. Não sei dizer o modelo, a marca ou mesmo a altura em que a 'montra condenada, a fenestra sinistra'** estava instalada. Sintonizada em alguma das cinco ou seis emissoras locais, a televisão estava ali, tanto para servir de babá eletrônica para o paciente quanto para ajudar o acompanhante a passar o tempo.

Acontece que, do ponto de vista de um paciente neurológico e inconsciente, *"tudo que a antena capta meu coração captura"**. Assim como acontecia quando ouvia música, meus pensamentos eram completamente absorvidos pelos programas de TV. Não lembro de alguém perguntando o que eu queria ver, ou me sugerindo um conteúdo, mas lembro de participar ativamente de missas, cultos evangélicos, programas de culinária, filmes de aventura, além de *reality shows*.

Era fevereiro lembra? Época em que o mais famoso *reality show* do país está no auge.

Com o passar tempo, descobri que Veralúcia, a cuidadora que passou a revezar com Ana a função de acompanhar-me no quarto e, mais tarde, em casa, era grande fã do programa.

Não tenho inteligência suficiente para entender como as pessoas são profundamente apaixonadas pela dinâmica do programa, mas acredito que o sucesso esteja ligado ao fato de torcer contra um dos protagonistas e usar as redes sociais para exercer o direito de excluir alguém.

Desculpe-me se isso possa ofender alguém. Aprendi com o tempo que algumas pessoas sentem profundamente quando simplificamos a lógica do programa, afinal, é só entretenimento. Ok! É só entretenimento!

---

* Referência à Santa Clara Padroeira da Televisão, de Caetano Veloso.

** Referência à Televisão, dos Titãs, 1984.

Fato é que, deitado naquele quarto, sem querer, de forma compulsória, eu assisti ao famoso *reality* da perspectiva de quem estava dentro do programa.

Eu acreditava que estava na casa e me lembro de um rapaz magro, usando barba e com sotaque acentuado, gritando o tempo todo. Descobri depois que, esse rapaz, foi um dos principais protagonistas da edição. Lembro-me de o ver gritando com alguém: *"Você sabe onde é o inferno? O inferno é aqui e agora"*. Eu tremia de medo e suava frio acreditando que ele falava comigo.

Semanas depois, comentando com Ana sobre as memórias confusas que tinha desse tempo, já em um tom mais leve, quando começamos a rir das situações vividas, eu descrevi para ela uma lembrança onde eu era um boneco de testes automobilístico e me movia em uma piscina de bolinhas com um escorregador inflável. Ela riu muito e disse:

— *Denis! Isso era uma prova do líder e você era um Dummie!*

Eu não ri. Lembro-me de descer aquele escorredor, de pegar peças na piscina e de me cansar muito. Sentia sede, calor e cansaço. Como se eu tivesse, realmente, feito o esforço. Ana não sabe, mas, naquela conversa, uma enorme ficha caiu para mim: as memórias imersivas que eu possuía eram, em boa parte, produzidas pelo que eu via na TV, ainda que inconsciente.

Como em tudo neste meu relato, não existe profundidade científica aqui, me baseio apenas na minha experiência para escrever e falar a respeito. Eu passei a me perguntar se essa situação, a de sonhos e delírios mesclados com programas de TV, é comum para as pessoas com problemas neurológicos. Será que pessoas em recuperação ou em condição de sequelas definitivas são colocadas para descansar em frente a um aparelho de televisão?

Baseado em minha experiência, infelizmente, eu passei a acreditar que sim. Que muitas pessoas com problemas neurológicos, psiquiátricos ou em convalescência, como era o meu caso, sofrem algum tipo de desgaste com o estímulo da televisão. Ciente disso, se um dia precisar orientar um amigo, decidir por um familiar ou mesmo se algo semelhante me ocorrer novamente, a minha resposta direta será também um pedido: deixe a TV desligada. Talvez com uma programação mais tranquila, com documentários sobre a natureza, por exemplo, possa ser algo mais recomendado. Mas, ainda assim, eu pediria a ajuda de um psiquiatra.

Enquanto me recuperava, voltei a ver filmes e séries. Assistindo à quarta temporada de *This is Us**, chamou-me a atenção um episódio em que a família Pearson está reunida na ala de espera de um hospital, enquanto aguardam por notícias. Como distração, uma televisão disponível no ambiente transmite imagens de cachoeiras e passarinhos o dia inteiro. De tanto ver as

---

* *This is Us - Temporada 4 – Estava disponível em, 2021, no streaming da Amazon.*

mesmas imagens repetidas em *looping*, um dos personagens da série tira a TV da tomada e prefere a paz e o silêncio.

Consigo dar outro exemplo para demonstrar o que estou falando; eu nunca assisti a um filme da franquia *Piratas do Caribe*. Não vi, mas sei, mais ou menos, o que acontece. O personagem do Johnny Deep, o pirata Jack Sparrow, é bem famoso e você não precisa ter assistido para entender que ele é protagonista. Além disso, o filme conta com Geoffrey Rush no elenco e, só por isso, talvez eu assista algum dia.

Quando voltei para casa e forçava a mente para buscar lembranças do hospital e entender o que havia acontecido, me lembrava constantemente do Jack Sparrow e de um grande navio que, por algum motivo, também passava por uma cidade portuária. Entre ruas apertadas e escombros de prédios caindo, eu e Jack Sparrow conseguíamos escapar. Mas assim como no caso do *reality show*, eu terminei cansado e com muita sede.

Tempos depois, mais ou menos na mesma época em que Ana e eu falamos sobre *reality show*, tive a ideia de conferir a programação de filmes na Globo, entre os dias 14 e 25 de fevereiro. Como era recente, coisa de dois meses depois, foi bem fácil encontrar. Um *Google* simples e estava lá: *Piratas do Caribe: a vingança de Salazar* *, na Temperatura Máxima do domingo, 21 de fevereiro. Assim como havia acontecido com a final da Libertadores, descobri quando assisti – esse "assistir" está bem entre aspas – os *Piratas do Caribe*, ajudou-me na construção da linha do tempo deste diário que comecei a escrever enquanto recuperava a memória, tentando entender o que me havia acontecido.

A TV não ficou só nos delírios com *Piratas do Caribe*, não. Eu tive longos papos com Pedro Bial, com Regina Casé, com Silvio Santos e com o Padre Reginaldo Manzotti. Todos eles foram, facilmente, identificados na programação local da Globo, SBT e Rede Vida. Mas a relação que esses diálogos imaginários produziam em mim é que preocupavam minha esposa. Ao longo dos dias, durante os processos de reeducação alimentar ou de fisioterapia, eu perguntava às enfermeiras e auxiliares:
— *O Silvio Santos já chegou?* — *Pedro Bial vem a que horas?*

Enquanto se acostumava com a ideia de ter um marido que precisaria de cuidados por algum tempo, cansada e desgastada com tudo, Ana começou a tomar providências e preparar a casa para a minha alta.

Dourados, agosto de 2021.

---

* *Piratas do Caribe: a vingança de Salazar é, até hoje, o único filme que vi da franquia.*

CAPÍTULO 14
Estímulos

Apesar da confusão mental e das dificuldades com a fala, na medida em que eu apresentava melhoras e, uma vez afastada a suspeita de AVC, cada vez mais se aproximava o dia em que eu voltaria para casa. Também, o dia em que Ana deveria voltar a trabalhar e Denis Jr. a estudar presencialmente. Então era preciso algumas providências, pois, sozinho, eu não poderia estar, nem conseguiria restaurar minha saúde. Providências essas que começaram ali mesmo, no quarto do hospital, antes mesmo de receber alta.

Com indicações dos próprios profissionais do hospital, Ana providenciou cadeira de rodas, de banho, equipamentos de fisioterapia e, com o apoio de Rodrigo e da empresa, contratou uma fisioterapeuta e Veralúcia, a cuidadora que seria a profissional que me acompanharia em casa. Várias pessoas indicaram a Ana outros cuidadores, mas Veralúcia tinha a confiança dela desde o primeiro dia, quando, juntas, acompanharam minha última convulsão. O amparo prestado naquela ocasião foi o suficiente para que ela fosse a escolha da minha esposa.

Quando não estava no hospital, Ana estava em casa, colocando a cadeira de rodas no porta-malas do carro, alterando a disposição dos móveis para receber uma pessoa com dificuldade na mobilidade, arrastando camas com Denis Jr. e enchendo os aparadores e demais móveis com porta-retratos com fotos da família.

Nesses momentos, eu estava ainda lá no quarto do hospital, na companhia de Veralúcia que assistia à programação da TV, enquanto eu passava por reabilitação oral, reaprendia a comer, a andar e a movimentar-me em sessões de fisioterapia.

Sobre esse tempo, reforço o que já disse aqui: não me lembro de nada, salvo quando algo me estimulava e, ainda assim, as lembranças produzidas são diferentes daquilo que acontecia no mundo real.

EXTUBADO

Uma foto tomada por minha esposa, durante uma sessão de fisioterapia, ajudou-me a entender como era essa distorção da realidade. O fisioterapeuta usava uma luva descartável inflada para estimular o movimento dos meus braços. Ele me oferecia a luva, eu segurava os dedos e ele levantava até uma altura acima da minha cabeça e eu imagino que, a partir dali, a luva escapava pelos meus dedos e ele recomeçava o exercício.

A memória que eu tenho desse movimento simples é diferente. E triste. Lembro-me de interagir com um homem, vestido com um tipo de traje especial, como aqueles que vemos nos filmes sobre vazamento de material radioativo. Enquanto finalizava sua preparação, ele conversava comigo:

— Quer sair daqui? Tem que aprender a fazer cachorrinho de bexiga.

Sabe aquelas esculturas feitas com balões de festas? Pois era isso que eu acreditava que estava fazendo naquele momento e a memória é de frustração, pois quando o dedo da luva escapava, na minha cabeça era a ponta do rabinho do cachorro escapando pelas minhas mãos e se distanciando.

Eu me sentia muito cansado e frustrado. Por castigo, como não aprendi a fazer o brinquedo, começava tudo novamente. Que suplício era isso. Foi quando eu comecei a viver com *loops* infinitos, tal qual no dia da marmota vivido por Bill Murray em *Feitiço do Tempo**. Na minha mente, as teorias conspiratórias já haviam começado na UTI, iriam se intensificar no quarto e depois, em casa. Mas foram ali naqueles dias, entre o isolamento e a alta, que eu experimentaria pela primeira vez os *loops* infinitos e os lapsos de tempo que me atormentariam nas próximas semanas.

Quem estava ali não tinha como saber o que acontecia na minha mente. Se ouvir música despertava minhas memórias afetivas, assistir ou acompanhar a TV produziam novos delírios e, como já descrevi, Ana e Veralúcia não estavam preparadas.

Nas duas circunstâncias, tanto lembrando canções quanto interagindo com a programação da TV, eu me sentia fatigado e, dentro da minha cabeça, lembro-me de começar a sabotar algumas situações. Por algum motivo, enquanto era estimulado, eu tinha a ideia de que já havia vivido aquilo. Repetir meu nome e minha condição, em algum momento, passou a ser não só entediante, mas, principalmente, cansativo.

Ana conta que o meu despertar com as músicas foram diminuindo. Parei de reagir às músicas e cada vez mais interagia com enfermeiros e médicos, com diálogos desconexos, a partir de situações impossíveis como, por exemplo, falar com o jornalista Pedro Bial. Foi quando ela começou a ouvir meus *podcasts*. Ela disse que fez isso, pois queria me ouvir novamente. Queria me

---

* *Feitiço do Tempo*, filme de 1993 com Bill Murray e Andy MacDowell.

escutar lúcido, intermediando conversas e propondo debates, como fazia nos *podcasts* que eu gravava.

Pois é, comecei um *podcast* para debater o mercado imobiliário durante a pandemia e uma das coisas que eu queria fazer em 2021 era começar uma segunda temporada, com novos assuntos e novos convidados. Chamei a esse *podcast* de Hub Imobiliário, pois conectava pessoas de várias regiões do país em uma conversa sobre minha área de atuação. E foi uma experiência muito rica, além de recente. O último episódio eu havia gravado em dezembro de 2020.

Se as músicas já não me empolgavam como nos primeiros dias naquele lugar, Ana percebeu que os episódios do Hub Imobiliário me conduziam para um estado de atenção, buscando entender o que estava acontecendo. Ela não estava errada e tenho a lembrança de despertar. Confuso, desnorteado, mas, ainda assim, era um despertar. Não estava lúcido, mas eu sabia o que eu estava ouvindo e quem estava falando comigo naqueles episódios.

Kariny Martins, de Curitiba; Bruno Gomes, de Porto Velho e Valdomiro Jr., de Natal que, costumeiramente, estiveram *on-line* comigo durante as gravações do *podcast* e estavam, a partir de agora, magicamente presentes naquele quarto do hospital.

Ouvir vozes conhecidas era um estímulo à minha memória. E todo estímulo produzia em mim uma dúvida, um questionamento que me fazia pensar e me ajudava a retomar algo que eu não fazia há mais de 30 dias: raciocinar. Antes disso, eu só lembrava ou tentava lembrar-me de algo. Os *podcasts* me faziam pensar e, por mais simples que fossem os raciocínios, eles me ajudavam a despertar. Pelo menos um pouco.

Foi quando começaram a chegar os vídeos.

Não sei se foi Ana quem pediu ou se foram os amigos espalhados pelo Brasil que começaram a gravar mensagens e encaminhar para ela. Eu garanto que foi a partir dali que eu comecei a acordar, pois, a cada vídeo, eu me lembrava de uma das últimas conversas que tive com a pessoa.

E eu lembro até hoje! Eu só preciso fechar os olhos e pensar.

Lucas Madalosso, um amigo de Florianópolis aparece com a esposa Carol. Eles falam sobre família, mas Lucas comenta algo que só eu e ele sabíamos:

— *Te espero para o nosso mochilão.*

Que estímulo! Lucas e eu combinamos, em um dos nossos cafés da manhã *on-line*, uma viagem para o leste da Europa. A ideia seria uma viagem de trem pela Alemanha, República Tcheca e Croácia, partindo de Berlim. Eu fiquei com isso na cabeça depois de vê-lo, até que assisti ao próximo vídeo no celular da Ana. Era de Denise Vieira, minha companheira de trabalho. Denise falava coisas positivas, que estaria me esperando para trabalhar, mas, enquanto ela falava, eu só pensava em uma coisa: como Ana sabe que Denise e Lucas são irmãos?

Ana não sabia que eram irmãos. Lucas e Denise usam sobrenomes diferentes, são amigos queridos e Ana colocou, aleatoriamente, mas como eu os vi em sequência, criei mentalmente alguma relação: como ela sabe que são irmãos?

Outra amiga, Raquel Trevisan, também mandou um vídeo, ela começa com seu habitual "*Oiê! Olá, meu amigo...*" e eu não me lembro de mais nada que ela disse. Só lembrei que Raquel tem um apartamento em Balneário Camboriú. Em uma de nossas últimas conversas, eu disse a Raquel que a cidade catarinense não me atraía com todos aqueles prédios fazendo sombra à praia e lembro dela me dizendo:

— *Vou te emprestar o apartamento em Balneário para tu mudar tua impressão sobre a cidade.*

Recebemos outros vídeos e áudios e, segundo minha companheira, em todos eles eu ouvia, me emocionava e as pessoas pediam vídeos meus como resposta.

Ciente da minha condição, Ana procurava me preservar, evitando que eu gravasse respostas, temendo que eu falasse algum absurdo como fazia com as enfermeiras e médicos. Mas, para o Rodrigo, ela me ajudou a gravar um áudio em resposta.

Além de apoiar a minha família, Rodrigo mantinha um grande número de amigos em comum informados sobre minha saúde e encaminhou o áudio transcrito a seguir para uma lista de transmissão, servindo como prova de que eu estava vivo e me recuperando do pesadelo:

— *Rodrigo, você é o que eu gosto mais. Você é a pessoa que eu queria encontrar depois de emitir um, um...* (Eu não consegui completar a frase).

— *Só fala que tá com saudade.* (Ana completou ao lado)

— *Saudade, querido, saudade. E olha! Vou te dizer que, se tivesse alguma coisa que faltasse... era aquilo que estava faltando.*

— *Manda um beijo pra ele.* (Ana orienta)

— *Um beijo, querido!*

Transcrito, o áudio não tem a mesma emoção que ele transmite quando ouvido. Ele está disponível na versão original deste diário em formato *podcast**. Ainda assim, ele permite algumas conclusões sobre meu estado naquele momento, no dia 19 de fevereiro de 2021, o trigésimo de minha passagem pelo Hospital Evangélico, uma semana antes da minha alta:

— *Eu não conseguia concatenar assuntos. Reconheço o Rodrigo, falo com ele, mas não consigo completar o raciocínio e então sai essa frase incrível.*

---

* *Episódio 12 do podcast Diário de um Extubado.*

— *Ana está ao lado cuidando de tudo. Sua voz demonstra sua presença, direcionando, conduzindo e, sobretudo, cuidando de mim.*
— *A minha voz demonstra emoção e cansaço. Mas eu estava ali. Eu estava ali, naquele quarto, naquele corpo e com os estímulos certos, aliados aos cuidados médicos, mais cedo ou mais tarde, eu estaria de volta.*

Os estímulos gerados pelas músicas, pelos vídeos e pelos objetos trazidos de casa foram de grande ajuda em minha recuperação, pois provocaram minha memória e ainda que eu não tenha despertado, pude experimentar alguma forma de raciocínio.

Os relatos e as fotos feitas por minha esposa demonstram agora que, diariamente, eu melhorava, interagia mais com enfermeiros, fisioterapeutas e técnicos que, nos próximos dias, iriam se concentrar em me ajudar a voltar a andar, e claro, a minha readaptação alimentar.

Dourados, agosto de 2021.

CAPÍTULO 15

Gelatina de abacaxi

Mais de 70% dos pacientes da covid aguda relatam algum tipo de sequela relacionada à doença. A perda do olfato e do paladar estão entre as mais mencionadas*. Uma das causas prováveis para os sintomas é justamente o fato de a covid afetar o sistema neurológico, onde estão armazenadas – entre milhares de informações – aquelas relacionadas a cheiros e sabores, por exemplo. Normalmente, a anosmia e a ageusia**, termos técnicos para a incapacidade de discernir entres cheiros e sabores, desaparece em algumas semanas após a infecção por covid.

Existem, ainda, os casos prolongados, onde pacientes atestam seguir sem sentir gosto, ou pior, sentir gosto de podre em alimentos que antes faziam parte de sua dieta. Esse é um dos muitos pontos sobre os quais ainda ouviremos muitos debates ao longo dos anos e mesmo após o fim da pandemia: o pós-covid. Participo de grupos de discussão de ex-pacientes onde mais de uma centena de sequelas da covid já foram mapeadas.

Sofri com outras sequelas, principalmente as mentais, mas não com a falta de paladar. Já descrevi sobre as sensações que sentia em toda a minha internação e contei que além de frio, senti muita sede o tempo todo. Não tenho memória de fome, pois a alimentação enteral também é acompanhada de medicamentos para cortar o apetite. Porém alimentação não é só sobre comer, não é só sobre sobrevivência. Alimentar-se é também sentir gosto e degustar um sabor é uma dádiva! Através dessa sensação, as papilas gustativas são ativadas e uma série de reações são desencadeadas no corpo, entre elas, a memória afetiva. Se você assistiu *Ratatouille**** sabe bem do que estou falando.

Não consigo descrever a dieta servida durante o meu processo de readaptação a alimentos sólidos, mas fecho os olhos e sinto a boca salivar ao

---

* *A partir de metade de 2021, várias matérias sobre sequelas de covid começaram a ser publicadas.*

** *Anosmia e ageusia são os termos técnicos para falta de paladar e olfato.*

*** *Ratatouille é a animação da Pixar sobre culinária francesa e memória afetiva, de 2007.*

lembrar-me do primeiro sabor que senti depois de muito tempo: abacaxi. Artificial, é claro, mas era abacaxi. Em algum momento, naquele quarto de hospital, me foi oferecida uma deliciosa gelatina de abacaxi.

Além do sabor, a temperatura e a textura da gelatina em contato com língua, o doce liberado e a sensação de senti-la se liquefazendo e depois passando pela garganta produziu em mim um grande prazer.

Eu me lembro. Quando fecho os olhos e penso nessa memória, sinto a boca salivando.

Que delícia! Como é maravilhoso ter consciência e a capacidade de se alegrar com pequenas coisas, com pequenos prazeres que são verdadeiros presentes enquanto vivemos. Degustar uma gelatina, inspirar e respirar fundo, beber água são situações corriqueiras que eu valorizo demais hoje em dia.

É comum eu parar ao longo do dia, encher o pulmão de ar por alguns segundos, só pela maravilhosa sensação de sentir o oxigênio. Inspirei e expirei profundamente enquanto escrevi este parágrafo. Como é bom!

Já disse também que não me lembro de dor durante o meu tempo internado. Vou corrigir porque eu "quase" não me lembro de dor. Continuo dizendo que não tenho lembrança de dor na intubação, na extubação ou em outros momentos mais tensos, como na instalação de um dreno pleural em meu tórax.

Nessas ocasiões, lembro-me de desconforto, incômodo e medo que, de certa maneira, são uma forma de dor. Mas dor, dor física mesmo eu senti no quarto, provavelmente, no período de readaptação alimentar. Eu gemia de dor e me lembro de sentir cólicas no abdome. Veralúcia alertava as enfermeiras sobre os meus gemidos. Elas ouviam, diziam que iriam conversar com o médico e não voltavam para cuidar do fato.

Experimentada em hospitais, secretamente, Veralúcia me dava Luftal, procurava me ajeitar ou mesmo mudar-me de posição na cama e voltava para assistir televisão. Em uma dessas situações, com dor de barriga e gemendo de dor, me lembro de ser levado para a cadeira de fios que ficava disponível ao lado da cama. Não sei quem me acompanhava, mas enquanto a pessoa me ajudava a sentar, curvei um pouco o corpo fazendo pressão no abdome e enquanto soltava o quadril para o acento, um som de vuvuzela saiu de dentro de mim. Eu soltei um sonoro, prolongado e delicioso peido ao sentar-me na cadeira. Que alívio!

Bendito Luftal. O alívio das cólicas acontecia imediatamente após sonoros sinais de flatulência apontarem que o sistema digestivo e o intestino já estavam funcionando.

EXTUBADO

As sessões de fisioterapia que me permitiam sair da cama para a cadeira de descanso evoluíram com o tempo. As primeiras lembranças que tenho delas não são no quarto, mas na UTI. O que me faz acreditar nisso é o mesmo método que uso para datar memórias, a temperatura do ambiente. Fazia muito frio.

Ali, um profissional se apresentou como Sérgio, fisioterapeuta, e disse que iria mexer em meus membros, fazer testes de sensibilidade. E essa primeira sessão foi muito ruim, frustrante. Eu não conseguia levantar as pernas. Lembro-me de olhar para os meus pés e balançar para os lados com muita dificuldade, mas, levantar as pernas, eu não conseguia. Isso me entristeceu muito.

Muito atencioso, ele dizia:

— *É assim mesmo, Seu Denis. Logo vai melhorar.*

Ele se distanciou comentando algo com a enfermeira no balcão, enquanto apontava para meu leito. Não me lembro de outra sessão de fisioterapia naquele local.

Já em outro momento, em um ambiente não tão gelado, que eu imagino ser o quarto, lembro-me de conversar com um profissional que se aproximou com muito cuidado e disse que seria o meu fisioterapeuta. Eu ouvi e quando olhei nos seus olhos, falei com entusiasmo como se encontrasse um velho amigo:

— *Sérgio!*

Ele falou sobre ter consciência dos membros, me pedia para mexer braços e pernas. Com alguma dificuldade, eu conseguia e, quando ele me ajudou a levantar pela primeira vez, fixei o olhar em uma cicatriz que ele tinha no pescoço, resultado de uma traqueostomia.

Ao perceber meu interesse, ele disse:

— *Tá vendo isso aqui, Seu Denis? Eu passei por algo parecido e superei, então o Senhor também vai superar.*

Eu parei de pensar na cicatriz no pescoço do fisioterapeuta e pensava: não sei o que aconteceu, mas passou muito tempo. O Sérgio engordou desde a última vez que eu o vi e até passou por uma cirurgia? Há quanto tempo eu estou longe de casa? Não era Sérgio seu nome. Na verdade, eu nem sei se ele existiu e se ele era o mesmo fisioterapeuta da UTI. O profissional que estava ali se chamava Anderson. E Ana me diz que ele me atendia com toda atenção e nem se importava com a minha insistência em chamá-lo por outro nome.

Foi o Anderson que me aplicou as sessões de fisioterapia no quarto, que me ajudou a ficar em pé e a reaprender a andar. Foi ele quem me deu aulas sobre como fazer cachorrinhos com balões de ar. Foi também ele que me ajudou a cumprir o que, para mim, àquela altura, correspondia a uma maratona. Depois de me levantar, de me firmar de pé e a me ajudar a dar os primeiros passos, ele me disse para usar a cadeira de rodas 'Posto 1' como apoio, uma espécie de andador para sair do quarto.

Assim fizemos. Devagar, com a perna muito pesada, comecei a me arrastar. Lembro-me de olhar o pé e ver uma sandália havaiana azul e reconhecê-la. Era meu chinelo! Passei a olhar só para os pés. Era um objeto familiar demais para deixar de contemplar. Mas, ao meu lado, uma voz dizia:

— *Olha pra frente, seu Denis! Levanta a perna, não arrasta!*

Era Anderson, que para mim era Sérgio, concentrado em minha jornada pelo corredor do hospital. Eu obedeci, levantei a cabeça e lá, no fundo do corredor, enxerguei uma janela. A voz me disse:

— *Nós vamos até lá!*

Eu senti segurança naquela voz. Era imperativa, não tinha dúvidas sobre o que fazer. Não perguntava se eu queria ir, se eu conseguiria. Ele simplesmente disse *"Nós vamos até lá!"*.

E assim fizemos. Olhando para frente, esqueci o chinelo e fui em direção à janela. Passo após passo, eu segui, sempre com meu novo amigo ao lado, ajudando e apoiando.

A cada passo, eu escutava palmas, portas batendo e gritinhos contidos. Eram as enfermeiras e auxiliares vibrando comigo. Além da voz de Anderson, uma voz familiar muito emocionada dizia:

— *Você tá andando, Preto! Que coisa linda! Vai, você consegue.* Era Ana, *muito feliz, acompanhando aquela pequena caminhada que representava tanto para nós.*

E assim seguimos, pé ante pé, com a sonda urinária pendurada nas costas, deambulando até a janela no final do corredor. Ao chegar, me lembro do fisioterapeuta dizendo:

— *Quer olhar a rua, Seu Denis?*

Com muito esforço, me apoiei no batente, fiz algum esforço para ficar na ponta dos pés, olhar a rua, os *flamboyants* floridos e senti calor! Senti o calor seco do Centro-Oeste e concluí:

— *Aqui é Dourados e eu já morei aqui.*

Não me lembro do caminho de volta para o quarto. Passado o estímulo, eu perdia a memória recente. Mas essa foi a primeira vez que pensei com lucidez: *algo aconteceu comigo e eu passei muito tempo inconsciente.*

Perder a noção de tempo e de espaço foi uma das maiores causas da confusão mental que me afligiriam pelas próximas semanas, à medida que recuperava a memória.

Eu nunca encontrei nem o Sérgio, nem o Anderson para agradecer. O lado bom de morar em cidade pequena é saber que esse encontro uma hora vai acontecer.

Graças aos fisioterapeutas, enfermeiras e nutricionistas, eu estava andando, comendo e livre da infecção bacteriana. Só faltava abandonar a sonda uretral para voltar para casa.

O dia da alta estava chegando.

Dourados, agosto de 2021.

CAPÍTULO 16

Enfermagem

Quando começou a pandemia de coronavírus e as UTIs ficaram cheias, rapidamente ouvimos falar sobre a necessidade de não sobrecarregar o sistema de saúde, de manter leitos disponíveis e de qual seria a capacidade dos profissionais em trabalhar sob pressão. Sentado no sofá de casa e acompanhando o primeiro ano da pandemia, eu sempre pensava que o sistema de saúde era representado por médicos. Eu nunca havia pensando no número e na diversidade de profissionais que atuavam na linha de enfrentamento da covid.

Quando penso nos dias em que estive deitado em um leito de UTI ou no quarto de enfermaria, praticamente não tenho memória de médicos, mas me recordo de cuidados que só podiam ter sido feito por enfermeiros. Enfermeiras, enfermeiros, auxiliares de enfermagem, fisioterapeutas, técnicos de radiologia e de laboratório, nutricionistas, auxiliares de limpeza e mais aqueles que mesmo hoje não consigo listar de tantos que eram. Havia quem cortasse a barba, quem fizesse coleta de sangue, quem trocasse as fraldas e aqueles com tanta experiência em determinadas funções que até etiquetas com seu nome estavam coladas em minhas veias. A 'veia do pai', nome para a punção arterial invasiva, por exemplo, era do enfermeiro Wilson. Sei disso porque Ana fotografou a etiqueta que mostra esse procedimento e confiava muito nesse profissional. Foi ele quem me socorreu durante a convulsão na primeira noite no quarto de enfermaria.

Não me lembro desse enfermeiro Wilson. Mas me lembro de maneira muito distante e confusa de banhos com toalhas úmidas quando era preciso, de pelo menos duas pessoas para me colocar de lado, voltar para a posição de barriga para cima e depois mudar de lado. Eu ouvia sempre o respeitoso "Seu Denis", que precedia todas as situações que envolviam meu corpo. Alguns eram queixas. Também existem lembranças de vozes dizendo *"De novo, o Seu Denis!"*.

EXTUBADO

Há poucas memórias de conforto, geralmente eram situações invasivas, necessárias, porém vergonhosas na maioria das vezes. Ser amarrado ao leito era uma dessas situações, eu não sei por que acontecia, mas lembro do medo e da impotência que sentia quando levantava o braço e via as mãos enfaixadas. Pelo menos, uma memória de um raro momento de conforto eu tenho. Eu só preciso fechar os olhos, respirar fundo e pensar naqueles dias, naqueles momentos de solidão e de falta de entendimento sobre tudo que me rodeava, em que meu corpo não respondia ao meu desejo de movimento.

Em momentos como esses, eu sentia um frescor vindo dos meus pés. A sensação de frescor era também úmida e precedida de um movimento de fricção que saía do peito do pé, seguia até próximo do calcanhar e voltava para onde havia começado. Com os olhos fechados, eu recebia o carinho e torcia para que aquilo continuasse por mais tempo. Eram massagens de conforto com creme hidratante que as enfermeiras realizavam desde a UTI e continuaram durante o tempo que estive no quarto esperando pela alta.

O cuidado médico é fundamental. É ele quem determina os procedimentos e recomendações ao paciente em tratamento. No entanto, por vários motivos, essa relação é distante e pontual se comparada ao contato com os profissionais de enfermagem.

Não é por acaso que o historiador Yuval Harari apontou no livro *21 lições para o Século XXI*[*] que as profissões de cuidado – como enfermagem e fisioterapia – estarão entre as de maior crescimento no mercado de trabalho para os próximos anos. Ele aponta como fator para esse crescimento a demanda por cuidados, tanto de enfermos com uma população cada dia mais envelhecida quanto pela incapacidade da inteligência artificial de lidar com habilidades tão sensíveis como ministrar uma injeção dolorosa, trocar um curativo ou conter um paciente descontrolado. Para Harari, os profissionais de enfermagem são um bastião do nosso senso de humanidade e eu concordo plenamente com ele, pois, minha esposa é testemunha dessa manifestação de humanidade das enfermeiras do Hospital Evangélico para conosco.

Desde quando fui internado, passando pela UTI e chegando ao quarto de enfermaria, Ana sempre encontrou profissionais de cuidado que a ajudaram com acesso à informação e a mim. Ela recebeu atenção, carinho e solidariedade do corpo de enfermagem que, àquela altura, ansiava por histórias de superação ao vírus, de relatos que pudessem ser vistos como mensagens positivas, que servissem de ânimo para continuar na linha de frente, mesmo nos piores dias da pandemia.

---

[*] *Eu sempre menciono o livro 21 lições para o Século XXI, um dos meus favoritos na vida. Esse trecho está na página 47.*

Minhas enfermeiras conheceram a Ana e conheceram a mim. Conhecendo-nos, passaram a torcer pela minha recuperação, pela restauração de nossa família e, por meio das minhas tatuagens, encontraram mais sobre mim nas redes sociais.

Descobri isso por meio de um depoimento que recebi, após postar no Instagram um vídeo de uma sessão de fisioterapia:

"Eu penso muito em você. Sua história foi muito importante para nós que estávamos do outro lado. Lembro-me de quando você chegou, com sua querida esposa ao lado.

— Lembro-me de quando ela colocava músicas para você ouvir e, então, você chorava. Nós ficávamos preocupados, não entendíamos o porquê de tanta emoção e ela explicava e contava o quanto a música significava para vocês.

— Lembro-me de questionar sobre uma das suas tatuagens e ela me contar com orgulho sobre você, sobre o seu trabalho. Então, eu e outras enfermeiras passamos a te seguir no Instagram e ver que muita gente te respeitava.

Também me lembro da gente fazendo sua introdução alimentar, aquela gelatina que para muitos parecia sem graça, foi para nós um brado de vitória quando você comeu.

Lembro-me de quando me contaram que você deu seus primeiros passos, que aconteceram justamente em minha folga. Não acreditei; queria ter visto. Mas depois pude ver você caminhando e fiquei tão feliz!

Sua vida e sua luta, naqueles dias, foi um marco muito grande. Estávamos em uma série de acontecimentos ruins e de desesperança. Você ajudou-nos a lembrar que deveríamos continuar lutando e mantendo acesas as esperanças."

Recebi esse relato da enfermeira Deborah Mattoso. Ela foi a responsável pela área de isolamento que recebia nos quartos aqueles que sobreviveram à UTI e terminavam ali o tratamento antes da alta. Hoje, eu tenho consciência de que estive entre os poucos que conseguiram atravessar o limiar entre a vida e a morte daquele setor do covidário do Hospital Evangélico, e o relato de Deborah me ajudou a entender isso:

"Foram muitas mortes em pouco tempo. Os lutos foram demais. Lembro-me daqueles que partiram. Lembro-me muito deles. Precisei

de ajuda psicológica para conseguir superar e me desvencilhar de cada perda que tive ali. Lembro-me das histórias, do rosto da pessoa com e sem vida. Lembro-me das últimas palavras de alguns. Lembro-me de muita coisa. Muita mesmo. Você poderia ser um deles. Vi casos mais simples que o seu onde a pessoa não resistiu.

Você foi intubado, pronado* (eu ajudei a pronar você na UTI), extubado e passou por algumas intercorrências e, ao contrário do que nós víamos nos demais casos, você foi resistindo. Dando trabalho, mas resistindo.

Sua história foi especial para nós, pois acompanhamos tudo, você intubado, extubado, sequelado no quarto e então começou a comer, a andar e, então, testemunhamos uma virada, um processo de vida.

Finalmente e, graças a Deus, começamos a ter esperança. Um movimento que precisávamos ver, que precisávamos sentir, por isso ficamos tão animados com a sua recuperação."

Já li diversas vezes o relato da enfermeira Deborah e choro em todas as vezes. O trabalho dela e dos seus colegas produziu efeito. Dez dias após chegar ao quarto 25, finalmente chegou o dia de voltar para casa.

Dourados, setembro de 2021.

---

* *A técnica de pronação, onde o paciente fica de 'barriga para baixo', ajuda a melhorar a função dos pulmões de quem sofre com insuficiência respiratória e demanda pelo menos quatro enfermeiros para fazer a manobra com segurança.*

CAPÍTULO 17

Alta

Minha alta e consequente saída do Hospital Evangélico deve ter ocorrido em meio a um período de calmaria. Não me lembro de nenhum fato relevante que tenha servido de estímulo para me acordar ou para me chamar a atenção naquele momento.

Era a semana seguinte ao carnaval em um ano que não houve desfiles, o que colaborou para que as pessoas ficassem em casa, mas, ainda assim, era um feriado. Médicos, enfermeiros e fisioterapeutas trabalhavam em regime de plantão.

Sei disso, que era carnaval, pois Ana me confirmou dizendo que havia poucos profissionais de saúde naqueles dias no hospital, o que atrasou um pouco minha alta, mas permitiu que ela fosse para casa cuidar da minha chegada.

Minhas últimas memórias do hospital são de Ana falando muito, confiante, conversando com Veralúcia e com minha mochila em cima da cama, de onde tirou caderno e roupas.

A próxima lembrança já é em casa, quando eu despertei assustado, me vendo nu, sentado em uma cadeira de rodas com acento sanitário e com Veralúcia me dando banho. O maior susto da minha vida.

Antes, o dia da alta foi preparado com muito carinho por Ana e só sei o que aconteceu naquele dia pelas fotos e pelo relato da minha esposa. Ela levou um caderno para eu anotar as lembranças daquele lugar e eu não tinha nem força, nem coordenação motora para isso. Então ela pediu para eu anotar uma receita que passava no programa de culinária da Rede Vida.

Felizmente guardei esse papel. Entre rabiscos e garranchos, é possível ler algo como 'pão com Tio Nacho engrossador'. Não existe uma anotação de sabedoria, de agradecimento, nada disso. Apenas uma receita culinária misturada com o *merchandising* de algum produto oferecido no programa de TV.

Ana também escolheu meu figurino para saída do hospital. Ela já havia recebido das enfermeiras a roupa com que eu havia dado entrada no hospital, ainda em janeiro, e levou para casa o pacote plástico que continha uma camiseta preta e uma bermuda surrada para me mostrar depois.

Como foi bom a minha esposa cuidar desses detalhes. Ela sabe o quanto eles são importantes para mim.

Para minha saída, ela escolheu uma camiseta sobre a qual discordamos sempre. Uma camiseta surrada com o símbolo dos Rolling Stones. Eu sempre tenho uma camiseta dos Rolling Stones, isso desde os anos 1990. A minha mais recente já tem uns oito anos e Ana sempre diz para jogar fora, doar ou, simplesmente, não usar. Afinal está com alguns furos e com a gola se desfazendo. Eu sempre digo que não, que é uma camiseta leve, confortável, que serve tanto para dormir quanto para sair para um passeio por perto, como ir a uma lanchonete ou visitar um amigo.

Além disso, camisetas com mensagem são representações de minha pessoa, do que eu penso, da cultura com que me identifico e eu amo os Rolling Stones. Eu argumentava com Ana que, tudo bem, poderia aposentá-la, mas para isso eu preciso ter outra camiseta estampada com a língua icônica de Mick Jagger.

Você nem sempre pode ter tudo que quer[*], já diz a canção dos Stones. Já que ela não me convenceu a jogar fora, faria daquele momento algo marcante para mim. Ana escolheu a camiseta surrada dos Stones para minha alta e levou de presente o meu chocolate favorito. Um simples Lollo. Certamente, ela buscava tornar aquela saída em algo especial.

Eu fui vestido, trocaram a roupa de hospital pelas que Ana escolheu, me colocaram na cadeira 'Posto 1' pela última vez, e me deram um cartão plastificado com a frase *"Eu venci a covid"* para segurar enquanto alguns dos profissionais de cuidado que estiveram comigo naqueles dias chegavam para tirar fotos.

Nem camiseta, nem chocolate, nem nada naquele esforço para tornar a minha alta em um momento especial produziu o resultado esperado. Não me lembro de nada. Quando constato as fotos desse momento, percebo pelo meu olhar que eu estava assustado e não tinha a menor ideia do que acontecia.

Na pandemia, nos acostumamos a ver as pessoas saindo da internação em meio a um corredor de profissionais de saúde batendo palmas e dando parabéns ao paciente recuperado. Eu queria ter essa lembrança, mas você nem sempre pode ter tudo o que quer!

---

[*] *Referência a You Can't Always Get What You Want, canção dos Stones no álbum Let it Bleed.*

Quem sabe um dia, eu possa refazer essa foto e reviver àquele momento, até para agradecer aquelas pessoas empenhadas em salvar vidas, entre elas, a minha.

Quem sabe um dia?

A única coisa que eu faria diferente, seria colocar na plaquinha os dizeres: *"nós vencemos a covid"*. Assim, coletivamente, nós. Afinal ninguém vence nada sozinho. Melhor ainda: *"eles venceram a covid"*, seria mais justo. Afinal, até aquele momento, eu fui passageiro de toda essa história e nem sabia ao certo o que havia acontecido comigo.

Nos dias seguintes, eu ouvi muito as palavras vencedor, guerreiro, vindas dos amigos e familiares que ligavam para me dar parabéns por sobreviver e isso me causava incômodo, me gerava culpa, inclusive.

Rejeito totalmente o adjetivo guerreiro, lutador, valente por sobreviver ao coronavírus. Tivemos no Brasil mais de meio milhão[*] de guerreiros que lutaram, se empenharam e fariam de tudo para estar em casa com suas famílias, se tivessem oportunidade.

Eu não tinha tempo para pensar a respeito de minha culpa nem para reflexões existenciais.

Minha verdadeira luta começaria agora, em casa, confuso, desequilibrado sob a água quente que caía do chuveiro; pelado e cheio de espuma diante de uma senhora que com um sabonete na mão, esfregando minhas partes, aproveitou o momento para se apresentar:

— *Eu sou sua cuidadora!*

Dourados, setembro de 2021.

---

[*] *Números aproximados de mortes por covid, em agosto de 2021.*

CAPÍTULO 18

Nina

Não me lembro do dia que cheguei em casa vindo do hospital. Também não me lembro de como meu filho me recebeu naquele dia. Sei que, além dele, me aguardavam em casa Michele, sobrinha da Ana, que veio de São Paulo para ficar no lugar da mãe; e Veralúcia, a cuidadora. Também sei que naquele dia almoçamos todos juntos e me espantei quando soube que comi feijão, servido com a colher na boca por alguém, como era feito no hospital.

Ana conta que eu disse:

— *Denis Levati não come feijão.*

Pois é. Tem isso também. Eu não falava em primeira pessoa. Sempre fazia referência a mim como se eu estivesse ocupando o meu próprio lugar. Acho isso curioso até hoje.

Tudo corria bem, era aquela semana que começa depois do feriado de carnaval. Ana voltaria ao trabalho com mais tranquilidade. Veralúcia cuidaria de mim, Michele voltaria para São Paulo e Denis Jr. estava, àquela altura, voltando a estudar em formato presencial.

A recuperação seria finalizada em casa e havia várias consultas marcadas, todas começando em março. Retorno ao neurologista, retorno ao clínico geral do Hospital Evangélico e o início (ainda que tardio) do acompanhamento psiquiátrico.

Tudo caminhava para voltar a uma possível normalidade. Mas faltou combinar comigo. À tarde, é possível que Ana tenha ido trabalhar e eu tenha sido conduzido para um cochilo, daqueles que o calor do Mato Grosso do Sul convida após o almoço. Fazia calor, eu suava e, talvez por isso, Veralúcia me levou para tomar banho. Quem é do Centro-Oeste sabe que é recomendado deixar o chuveiro elétrico desligado em determinadas épocas do ano, do contrário, corre-se o risco de queimar a pele com a água que já vem quente da caixa e ainda é sobreaquecida pela resistência.

Exagero? Não chega a queimar, mas, certamente, é bem quente, incomoda muito e Veralúcia se esqueceu de desligar.

Não sei como ela fez, nem como me conduziu até ali, como tirou minha roupa e minha fralda. Nem como me colocou dentro do box do banheiro. Sei dizer que o calor tornou o ambiente insuportável e eu me vi ali, cheio de espuma, sentado em uma cadeira e com uma senhora segurando uma escova e não entendi nada. Sei que o choque me fez acordar.

É verdade que não estava totalmente lúcido, mas reconheci o banheiro e quis entender o que estava acontecendo, quem era ela, o que fazia ali e sei lá mais que perguntas eu possa ter feito.

Hoje ainda pergunto, tanto a Veralúcia quanto a Ana, se fui violento com elas ou com alguém. Disseram que não. O que não quer dizer que não tenha sido ameaçador ou agressivo quando me sentia confuso e acuado. Foram muitas vezes durante aquela semana.

Não sei como as coisas se desenrolaram depois disso. Eu não tinha força nem tampouco equilíbrio, mas houve um conflito verbal ali. Ela tentou se impor levantando a voz e dizendo:

— *Sou sua enfermeira, me obedeça!*

Péssimo cartão de visitas. Lembro-me de olhar para os azulejos, reconhecer os brincos da Ana sobre a pia e de ver sabonetes líquidos e outros produtos de higiene com o meu nome escrito na embalagem com caneta permanente. Eu olhava tudo, me sentia completamente perdido e pensava: *"Que porra aconteceu?"*.

Enquanto Veralúcia me puxava pela mão para sair dali em direção ao quarto, olhei para o espelho. Estava embaçado, cheio de vapor d'água e a cuidadora, já com um tom mais amistoso, disse:

— *Quer se ver, Seu Denis?*

Ela passou um pano seco no espelho e eu pude me ver. Vi-me, mas não me reconheci. Com o espelho ainda embaçado, me aproximei para enxergar melhor. Eu estava magro, com o cabelo mais alto que o normal e não tinha mais barba, apenas um bigode. Quando vi isso pensei: *"Por isso que o Nino falou do bigode"*. Foi o primeiro momento que as memórias se confundiram com as alucinações e delírios vividos no período de UTI. E isso iria piorar muito.

Pensar em meu irmão me distraiu e, em um segundo momento, eu já estava no quarto. Sentado na cama e com Veralúcia me colocando fraldas, agora falando em um tom cada vez mais amigável:

— *Vai ficar tudo bem, Seu Denis. O Senhor se esquecia de mim lá no hospital também.*

E continuou falando sem parar enquanto me vestia.

— *Levanta o braço, Seu Denis.*

E continuou. Enquanto colocava a camiseta, eu reconhecia o quarto e prestei atenção em algo que ela disse:

— *Esse buraco que fizeram no senhor foi um absurdo, já disse pra Ana. Não podiam ter feito assim.*

Foi aí que me dei conta da cicatriz recém-fechada embaixo do braço direito, resultado da drenagem pleural. Não me importei com isso. A essa altura, eu só me esforçava em reconhecer o ambiente que parecia familiar, ainda que com algumas diferenças.

Era o meu quarto! O guarda-roupas era o mesmo, a janela também estava no mesmo lugar. Mas havia algumas mudanças feitas na minha ausência que ampliaram minha sensação de confusão.

Em vez da cama de casal, havia no lugar uma cama de solteiro encostada na parede pelo lado direito. Ao lado esquerdo, uma mesinha de cabeceira continha sobre si um porta-retratos com uma foto minha e da Ana sorrindo, além de um exemplar da Bíblia em letras gigantes. Presente de Nina, a cunhada que enviou o presente por sua filha Michele. "*Onde já se viu uma casa sem Bíblia!*", consigo até imaginar ela falando.

Sem a cama de casal, sobrou espaço para uma poltrona logo ao lado da mesinha de cabeceira e, sobre a cômoda, em frente a cama, um objeto novo, uma companhia que não pode faltar para um acamado, não é mesmo? Uma te-le-vi-são! Sentado na poltrona ou deitado na cama, sobraria muito tempo para eu ver televisão inclusive com a mesma programação que eu acompanhava no Hospital, já que, com o advento do *streaming*, cancelamos as assinaturas de canais pagos.

Já vestido, ouvi de Veralúcia uma fala entusiasmada:

— *Vamos assistir novela, Seu Denis?*

Enquanto a cuidadora ajustava minhas pernas, deitando-me na cama, percebi o quanto estava magro e tomei consciência, pela primeira vez, das escaras que tinha nos calcanhares, nas costas e na altura do cóccix.

Terminando de me acomodar e enquanto ainda estava assustado com tanta informação, olhei para o lado esquerdo e vi Veralúcia já sentada na poltrona, manipulando o controle remoto para encontrar o *Vale a Pena Ver de Novo*. De repente, senti um peso diferente sob o lençol. No meio das minhas pernas, na ponta da cama, Nina, a gata, esfregava a cabeça nos meus pés, refestelando-se, como ela sempre fez antes de dormir, aninhada comigo, como faz desde que a adotamos.

Nina é parte da família, foi escolhida por meu filho em uma feira de adoção, mas é comigo que ela tem uma relação mais próxima. E, naquela tarde, ela também deve ter manifestado a sua própria saudade do tutor. Eu ouvi a cuidadora pensando alto do meu lado esquerdo.

— *Olha, ela te reconheceu! Bicho conhece né, não tem jeito.*

Ao sentir a presença da gata, eu fiquei calmo, finalmente eu me senti em casa. Com ela, ali entre as minhas pernas, relaxei e me senti mais seguro. Consegui fechar os olhos.

Confortado por Nina, minha gata amiga, esqueci por um tempo as dúvidas e estranhamentos com que eu tinha me deparado e descansei. E, naquela tarde, eu dormi profundamente.

Dourados, setembro de 2021.

CAPÍTULO 19

Pareidolia

Quando alguém volta de um período de internação hospitalar, é natural receber visitas, pelo menos ligações para conversar e animar o paciente. Além de estarmos vivendo o auge da segunda onda de covid, fato que ajudou a manter as pessoas distantes, Ana decidiu fazer uma blindagem, privando-me do contato com os amigos. Até mesmo as ligações, só eram autorizadas para as pessoas mais próximas, sobretudo, as envolvidas com o meu processo de internação.

A preocupação e a blindagem de Ana tinham razão de existir. Eu vivia um surto psicótico. Eu não sabia, mas entre alucinações, delírios e desorganização de pensamentos, vivia esse surto, provavelmente iniciado no hospital e amplificado em casa. Potencialmente perigoso, à medida que eu conseguia me locomover e manipular objetos.

Assim como aconteceu no chuveiro com a cuidadora, eu despertei diversas vezes naqueles primeiros dias em casa, assustado e sem entender o que havia acontecido. A rotina das crises desses primeiros dias era quase sempre a mesma: eu acordava após algum estímulo, começava a questionar quem estivesse por perto, me sentia ameaçado, fazia algo para me proteger, alguém tentava me tranquilizar e, após o surto, eu me acalmava e finalizava refletindo sobre toda a experiência que me trouxe até ali.

Foi assim meu reencontro com meu filho. Pelo menos o reencontro de que eu me lembro. Em uma daquelas tardes, me tranquei no quarto e guardei a chave, pois não reconhecia aquela senhora que insistia em dizer que eu tive covid e, por isso, estive em um hospital. Ele apareceu na janela do quarto e me pediu quase chorando para que eu parasse com aquilo, que eu estava assustando a todo mundo e deveria abrir a porta. Quando eu tomava certa consciência, me sentia muito envergonhado. Visto de fora, aquilo era um surto. Para mim, havia uma clara teoria da conspiração que se confirmava a cada nova descoberta da rotina doméstica:

- Eu acreditava ser vítima de um esquema de venda de órgãos. A cicatriz embaixo do braço comprovava.
- Enfermeiras e auxiliares eram os responsáveis, era só perguntar para meu irmão, ele esteve comigo e sabia de tudo.
- Cansada de esperar pela minha alta, Ana montou um esquema para me tirar do hospital ou da clínica e me manteria escondido em casa.
- Michele, sua sobrinha, fora treinada por Suzane Richthofen e ajudaria a me manter escondido.
- Veralúcia fazia parte do esquema com outras enfermeiras. Observou o drama da família e viu nisso uma oportunidade para ganhar dinheiro.
- Denis Jr. estava pagando as contas da casa e comprando celular caro com um dinheiro que ele recebia, jogando uma espécie de *game* da vida real, em que ele ajudava jihadistas em algum lugar do Oriente Médio.

A esses cenários de caos, acrescenta-se o fato de eu não saber quanto tempo havia passado ausente e que não tive covid. Não adiantava a cuidadora insistir que sim. Eu era uma cobaia humana e iria provar isso, assim que me livrasse da cadeira de rodas, tivesse firmeza para andar, comer e pudesse sair daquele quarto do pânico que fizeram para mim.

Era nessa teoria persecutória que eu acreditava cegamente ser real, naquele final de fevereiro, começo de março de 2021. Além disso, havia perdido completamente a noção de tempo e tinha os pensamentos e memórias completamente desorganizados. Parecia um *notebook* usado quando é levado para formatar e reinstalar programas. Fazemos *backup* em dois ou três *pen drives*, às vezes em um HD externo, e, na volta, mesmo com os arquivos disponíveis, tudo está fora do lugar. Faltam *drives*, instalar fontes, atualizar programas e se leva um tempo para conseguir usar o equipamento da melhor maneira possível.

A memória de curto prazo estava totalmente contaminada pelos delírios e alucinações vividas nos últimos 40 dias. E uma característica importante, aproveitando ainda a analogia com o computador usado. Ela, a minha memória, resetava, quase sempre, após eu dormir. E o ciclo paranoico se repetia seguindo um roteiro:

> *Sendo noite ou dia, sonhos ou sons que remetiam ao hospital me faziam acordar assustado.*
>
> *Eu começava a mencionar a minha complexa teoria, sempre gritando, com muito medo e fazendo acusações contra a cuidadora Veralúcia e contra*

Michele, minha sobrinha. Mostrava a cicatriz como prova de tentativa de retirada de órgãos. Alguém me acalmava, contava uma versão da história e, mesmo sem acreditar, começava a pensar a respeito, tentava organizar pensamentos, me sentia culpado por todo o acontecido, pelo que havia acabado de falar, e chorava.
Geralmente, a voz que tentava me acalmar era do meu filho:
— Para pai, por favor! Que vergonha!

Eu ouvia e, resignado, o atendia. Mas me sentia triste por ele não acreditar em mim e ficava frustrado. Ficava ainda mais magoado e sentia raiva ao vê-lo apoiado por Veralúcia após meu surto.

Um ódio crescente nascia dentro de mim, pela cuidadora, que parecia ter controle sobre minha família. Cansado de argumentar, eu sentava e fixava o olhar em algum ponto do jardim e ali passava um bom tempo, pensando a respeito do que acabara de acontecer e de todo aquele cenário em que me encontrava. De tanto fixar o olhar, eu encontrava pareidolias* nas rachaduras do muro, na pintura descascada e nos defeitos do piso. Elas se transformavam nos olhos dos enfermeiros e médicos que me mantiveram preso e davam pistas, manchas que se convertiam em setas e apontavam para uma pessoa: Veralúcia. A representante infiltrada daquilo que eu acreditava ser uma quadrilha de venda de órgãos.

Para mim, Veralúcia era um grande perigo e eu morria, tremia, gelava de medo dela. Eu acreditava que, além de tudo, ela era uma feiticeira, bruxa, curandeira e o que mais eu me lembrasse para me referir a ela.

Um dia eu acordei no quintal, olhando para as flores do jardim e distraído pelos pendentes que Ana havia instalado durante minha ausência. Achei tudo muito bonito, combinando os bebedouros de beija-flor que eu mesmo havia instalado. Veralúcia passou e uma mancha no vidro em formato de dedo em riste apontou para duas pontas de ferro, dois pedaços de vergalhões que serviam para sustentar plantas. Foi o suficiente para eu acreditar que seriam aquelas as lanças que ela usaria para matar-me.

Até tentei levantar-me para eu mesmo arrancar as pontas de ferro, mas minhas pernas ainda estavam fracas, a minha mobilidade reduzida, meus braços e dedos não tinham sensibilidade. A saída era gritar! E eu gritava. Quando Veralúcia se aproximava, eu dizia que sabia quem era ela, que ela havia sido enviada pela enfermeira que me amarrava na cama e que ela só esperaria eu dormir para me espetar com as lanças.

Eu me envergonho disso! Mas conto, pois quero ser fiel ao relato.

---

* *Fenômeno psicológico em que um estímulo vago e aleatório é erroneamente percebido como uma forma reconhecível, geralmente um rosto ou uma forma animal.*

DENIS LEVATI

Aquela senhora era uma pessoa bondosa, que amparou minha esposa, ganhou a confiança do meu filho e cuidou de mim desde o quarto do hospital. Sua experiência foi fundamental na minha recuperação. E eu a tratei como não se trata ninguém na vida, quanto mais uma pessoa que estava ali para cuidar de mim. Pedi perdão a ela algumas vezes e espero que ela tenha aceitado de coração. Sou grato pela sua dedicação e pelo apoio dado a minha esposa.

Também é verdade que, em meio ao surto, suas atitudes ajudavam a reforçar a minha teoria conspiratória. Ela tinha experiência com octogenários, pessoas que demandavam cuidados paliativos para doenças terminais. A covid era nova para ela também. Então, cuidar de um homem de 45 anos que a cada dia se tornava mais ativo, era algo com que ela ainda não sabia lidar.

Abandonei rapidamente a cadeira de rodas, rejeitei as fraldas e, mesmo tremendo as mãos e derrubando comida em mim e na mesa, comecei a alimentar-me por mim mesmo. Isso era motivo de orgulho para mim. Sentia a coordenação motora cada dia mais firme.

O quarto, esse sim, montado por Ana e sob suas instruções, demonstrou o quanto aquele cenário era pouco favorável à recuperação. Estava totalmente alterado e não me era familiar. Quando eu saía da cama, diferentemente de quando havia ali uma cama de casal, eu me levantava pelo lado esquerdo e isso produzia em mim a sensação de estar ao contrário. Por anos, sempre coloquei o pé direito ao sair da cama. Superstição ou não, sair da cama com o pé esquerdo me causava confusão.

Outra diferença importante: sempre tenho livros na mesa de cabeceira e, dessa vez, havia somente uma Bíblia, cuidadosamente colocada ali para minha leitura, como uma sugestão inspiradora ou para acompanhar os programas religiosos na TV. Eu leio a Bíblia, às vezes, para estudar, como referência, mas com método. Não sou adepto de uma leitura aleatória. Por várias vezes, naqueles dias, por falta de outro, abri o livro sagrado em alguma página qualquer, li dois ou três versículos e não tive nenhuma experiência marcante. Quando me encontrava folheando a Bíblia, a cuidadora sempre fazia um comentário positivo:

— *Isso, Seu Denis, a Bíblia vai te acalmar.*

Nem mesmo os porta-retratos traziam familiaridade. Eu reconhecia as fotos, mas como eles não estavam ali antes, simplesmente reforçavam a ideia de que muito tempo havia se passado. Mesmo estando Nina, a gata, sempre por perto e ajudando a trazer-me alguma familiaridade com o ambiente, aquele quarto estranho, definitivamente, não era o meu.

Eu não tenho TV no quarto, sempre achei a ideia ruim, a luz azul da tela interfere demais no sono e agora eu tinha uma enorme ali, servia mais para

Veralúcia passar o tempo, enquanto acompanhava meu sono. O problema é que eu dormia cada vez menos e um dos motivos disso era o medo que eu sentia com a sua presença, além das terríveis associações que eu fazia entre a cuidadora e a programação.

Em uma dessas situações, acordei e olhei ao lado. Veralúcia estava chupando um pirulito, segurando o cabinho para o lado de fora e movendo ele de um lado para o outro, enquanto fixava o olhar na televisão. Eu acreditava ser uma maneira de ela me controlar e comecei a mexer a cabeça de um lado para o outro. De um lado para o outro, assim como o cabo do pirulito. Irritado, eu disse a ela:

— *Para com isso, por favor?*

Sem entender nada, ela respondeu com toda humildade:

— *Com isso o que, Seu Denis?*

Ao que eu contestei com veemência:

— *Tá controlando a minha mente! Não sei como faz isso, mas está me controlando com esse pirulito.*

Ela tentava controlar o riso, eu me irritava ainda mais, porque não era engraçado. Eu realmente acreditava nisso, começando, aí, todo o ciclo psicótico novamente. Ana chegou no meio dessa gritaria. Sem nenhuma paciência, determinou:

— *Chega de palhaçada Denis! Isso acaba hoje!*

Colocou-me para esperar enquanto conversava com Veralúcia em algum outro cômodo da casa, provavelmente para entender o que estava acontecendo e receber um resumo do dia.

A mim, só cabia esperar o fim da conversa delas, sentado naquele maldito quarto. Enquanto isso, eu mergulhava nos meus pensamentos e continuava o ciclo de autoconsciência até a negação, o choro, o desespero por não entender o que havia acontecido. Deitava-me na cama e, com a barriga para cima, olhava para o aparelho de ar-condicionado. Branco, com a parte de cima lisa e maior que a de baixo, onde uma paleta direcional está posicionada tendo uma luz de *led* do lado direito, ele me parecia a cabeça de uma baleia beluga. Olhando aquela cabeça de baleia na parede do quarto, eu adormeci.

Durante aqueles dias que sucederam à minha alta do hospital, a paz não durava mais do que uma hora naquela casa.

Dourados, setembro de 2021.

CAPÍTULO 20 — Insônia

Ana nunca foi uma mulher frágil. Do alto de sua suficiente e bela estatura, emoldurada pelos seus 45 quilos, sempre teve ali uma opinião forte. Sempre buscou se adaptar, ampliar seu conhecimento e nunca está satisfeita. Digo isso pelo lado positivo. É justamente esse seu ímpeto e a sua inquietude que nos move, que nos tira do lugar e que nos impulsiona para frente.

Trabalhando em uma empresa de insumos agrícolas, cansou de não conseguir passar as informações com precisão aos clientes, então, partiu para fazer faculdade na área de agronomia, de onde saiu como a única mulher formada e oradora da turma, como já contei aqui.

Como mãe, esposa, irmã e filha, Ana é um exemplo de perseverança com ética, de força com sensibilidade, e de uma lealdade admirável. Além de ser uma mulher linda!

Deitado na cama de solteiro instalada em nosso quarto, eu a observava enquanto ela se preparava para dormir nos dias que sucederam a minha alta. Estava mais magra que o habitual e transparecia cansaço. Ainda de cabelo molhado e já de camisola, fazia seus últimos esforços do dia. Empurrava para um canto do quarto a poltrona que durante o dia ficava do lado esquerdo da cabeceira e debaixo da cama puxava uma cama auxiliar, onde ela passaria a noite. Enquanto ela estendia os lençóis e cuidava da rotina que precedia o deitar-se, eu tentava pensar em tudo que havia acontecido no dia, mas era distraído por algo na televisão como, por exemplo, o intérprete de libras do Jornal da Cultura.

A programação da TV Cultura, de São Paulo, chega cristalina aqui no Mato Grosso do Sul e, em mais uma das minhas paranoias, eu acreditava ter passado a entender libras e que o intérprete me contava os detalhes que confirmavam minha teoria da conspiração!

— *Olha lá! Olha o homenzinho aqui no canto! Ele tá confirmando! Ele está dizendo o que eu passo todos os dias com essa feiticeira se passando por cuidadora.*

Ana procura o controle, desliga a TV e diz com a voz cansada:
— *Vai dormir, Denis, para de loucura!*
Finalizando a rotina que antecede o sono, Ana saía do quarto, deixava algumas instruções com Denis Jr. e deixava acesa a luz do banheiro, mantendo a porta só encostada, permitindo alguma luminosidade no quarto, importante para eu poder ir ao banheiro, já que nos primeiros dias eu deixei de usar fraldas.

Deitado, eu ouvia um *"Boa noite, Denis"*. Não tinha mais o carinho de antes. Era um boa noite cansado, exausto e, acima de tudo, triste.

Olhando para a cama auxiliar, posicionada ao lado e também abaixo de mim, era possível ver Ana, dobrada em seu corpo, toda recolhida e fazendo orações.

Era nesse momento, com a TV desligada e uma penumbra no quarto, que começava a canção. Uma canção de cunho evangélico, que as pessoas costumam chamar de louvor, e refletia muito os sentimentos de Ana naqueles dias. Eu não conhecia, mas de tanto ouvir naquelas noites, basta eu fechar os olhos que consigo até cantar:

Quando você sente medo, do teu lado eu estou
E é bom que você saiba, que eu sinto a sua dor
Nunca, nunca se esqueça que o mar eu posso acalmar
E que eu sei o tempo certo da vitória te entregar
Esse tempo é necessário pra te amadurecer
E depois tem novidade pra você

Eu cuido de ti
Descansa em mim
Comece a sorrir*

Diferentemente da experiência ocorrida no hospital em que, ao ouvir músicas conhecidas, minha memória afetiva me proporcionava um despertar, essa canção eu não conhecia, não fazia parte do meu gênero favorito, mas a ouvir durante aquelas noites me fazia sentir alguma paz e me ajudava a dormir.

A espiral de sono continha os acontecimentos do dia, as confusões conspiratórias que minha mente criava e os *flashes* de memória relacionados aos acontecimentos dos últimos 40, 50 dias. Eu pensava na irritação de minha esposa, na frustração dela para comigo e sentia muita saudade do meu filho,

---

* *A canção eu 'Eu cuido de ti' possui várias versões, a que minha esposa ouvia é da cantora Amanda Wanessa.*

que não se aproximava de mim. Era muito difícil entender o distanciamento dele. De tanto pensar em tudo, minha cabeça girava, girava e, finalmente, eu adormecia.

Dormir – e sonhar – é muito mais que descansar, que dar um tempo para nosso corpo e nossa estrutura física. O sono noturno é um processo complexo, com vários níveis, etapas metabólicas e bioquímicas que precisam ser cumpridas, para que o cérebro processe corretamente funções importantes, como a consolidação da memória, por exemplo.

Os sonhos são fundamentais nesse processo de organização e acontecem, geralmente, na fase chamada REM, iniciais do inglês *Rapid Eye Movement*. Aquele sono profundo em que os olhos não param de se movimentar, mesmo com a pessoa dormindo. As iniciais também dão nome a uma das minhas bandas favoritas, uma das biografias mais dignas do rock norte-americano, o R.E.M.* Escreve-se assim, com letras maiúsculas separadas por pontos para representar uma sigla.

Se você já observou alguém dormindo e percebeu os olhos movendo-se rapidamente sob as pálpebras sabe do que estou falando e se usa aquelas pulseiras inteligentes que monitoram sono, sabe o que é o sono profundo. É nessa fase que sua pulseira eletrônica percebe se você está ou não dormindo profundamente e, esse sono, o R.E.M., é o ideal para restaurar a memória. Aprendi esses e outras coisas sobre o sono e a respeito de dormir no livro *Por que nós dormimos*** do neurocientista Matthew Walker. Dormir mal não era uma novidade em minha vida e, antes da covid, eu procurava alternativas para o problema.

Ouvindo um episódio do *Boa Noite, Internet*****, *podcast* do Cris Dias, um dos meus favoritos em toda vida, fiquei muito interessado no livro e, seguindo a recomendação do autor, adquiri o livro que estava em minha fila de leitura antes de ficar doente. Assim que voltei a ler enquanto me recuperava nos meses seguintes à alta, *Por que nós dormimos* foi um dos livros que li e entendi que dormir é um remédio maravilhoso para a maioria dos males. E isso em uma época em que ficou tão famoso o bordão positivão e produtivo: 'trabalhe enquanto eles dormem'. Parece uma contradição. Eu prefiro o verso da canção Amor de índio que diz *"lembra que o sono é sagrado e alimenta de horizontes o tempo acordado"*.

Eu queria ter dormido mais naqueles dias, mas, em vez de bons sonhos,

---

* Banda de rock norte-americana com grandes sucessos como Losing My Religion e Imitation Of Life.

** Trecho do livro Por que nós dormimos, WALKER, Matthew (Editora Intrínseca).

*** Precisamos dormir, episódio do podcast Boa noite, Internet.

eu tinha pesadelos. No meio da noite, eu despertava assustado, com pesadelos terríveis e sentindo muita sede. A mesma sede que eu sentia no hospital, mas que, agora, em casa, vinha acompanhada de uma vontade enorme de descansar a bexiga.

A fresta de luz que vinha do banheiro terminava exatamente na cabeça da beluga fixada na parede, logo acima de mim. Ela apontava o caminho que eu deveria seguir:

— *É por ali.*

Eu caminhava na direção do feixe de luz e, na maioria das vezes, conseguia sair sem acordar Ana. Encontrando o banheiro, era maravilhosa a sensação de alívio ao urinar. Em pé e meio desequilibrado, eu escorava no box, respirava fundo e liberava uma longa mijada. Tão longa que dava tempo para pensar nos sonhos que me acordaram: enfermeiras com bico de pato, cachorrinhos de bexiga escapando pelas mãos, narinas sendo aspiradas por tubos, conversas com o Papa Francisco, barulhos, sons diversos que disparavam gatilhos de ansiedade e temor.

Um exemplo desses sons era o que vinha do guarda-noturno fazendo sua ronda. Passava apitando e eu pensava que aquilo era um sinal para entregar um rim ou outro órgão meu. Isso me apavorava e não voltava para a cama, ao contrário, perambulava pelo escuro, tentando reconhecer a casa.

Encontrei o quarto de Denis Jr. que agora tinha uma cama de casal e na sala estava o *videogame* com controles esparramados pelo chão. Com isso, eu entendi a nova dinâmica da casa: Ana trocou as camas de lugar, em vez dos quartos.

Então era isso. Aquela era minha casa. Eu me encorajava, abria a porta da cozinha e ia para a varanda e dali para o quintal.

Foram várias noites assim e Ana acordava por diversas vezes. Encontrava-me e dizia:

— *Denis, eu preciso dormir, preciso descansar. O que você está fazendo aqui?*

Eu respondia sempre algo sem sentido, alguma lembrança que eu tinha e insistia com algum outro devaneio. Em uma daquelas situações, ela disse:

— *Chega! Senta aqui. Isso precisa acabar pra eu não ter que te internar!*

Chegamos a esse ponto. Nina, a cunhada, sugeriu que eu deveria ser internado em uma clínica psiquiátrica. Já havia uma indicação, um orçamento e, se as coisas não melhorassem, esse era o plano a seguir. Assustada com meus surtos e com a animosidade contra Veralúcia, Ana recolheu chaves, escondeu facas e outros objetos. Embora eu não tenha ameaçado ninguém, penso que ela teve razão nessa vigilância.

Sentada na cama, Ana começa a me mostrar fotos do período de internação. As mesmas fotos que ela recebeu das enfermeiras ou que ela mesma tirou enquanto eu estava no hospital. Não me lembro do que ela falava, mas tive um choque de realidade ao ver as fotos. Estava claro que algo muito sério havia acontecido, Ana falava de covid, que voltamos de Recife, que fui internado e eu tentava entender tudo aquilo, associando o que acabara de constatar com as memórias que vinham dos sonhos que me acordavam. Terminamos aquela conversa com ela dizendo que precisava descansar, que ficou muito tempo fora do trabalho e que não tinha sossego comigo, pois, diariamente, a cuidadora tinha uma nova reclamação sobre mim.

A porrada veio forte. Foi a primeira vez, eu tive um contato com a realidade fora dos delírios e das alucinações. Entendi pelo que deveria ser grato, que Veralúcia tanto comentava. Fosse lá o que tivesse ocorrido, tinha sido muito sério e Ana segurou sozinha o baque.

Enquanto ela voltava a dormir, eu tinha medo. Medo de adormecer e sonhar de novo.

Os olhos pesavam e eu torcia para amanhecer. Para não a acordar, eu escorregava para a poltrona que ficava ao pé da cama. Enquanto esperava a luz do dia aparecer pela janela. Pensava novamente no hospital e, olhando para Ana dormindo, eu tentava imaginar tudo o que ela havia passado. Sozinho, eu cantava para mim a canção que confortava minha esposa:

Eu cuido de ti.
Eu cuido de ti.
Descansa em mim.

Empoleirado na poltrona e encolhido em mim mesmo como Ana fazia à noite, olhando pela janela, talvez eu dormisse, não tenho certeza. *"Quando se tem insônia você nunca dorme de verdade e você nunca acorda de verdade"* já dizia Tyler Durden[*]. Por volta das 5h30, eu despertava assustado novamente com Veralúcia chamando no portão. Enquanto Ana a atendia, eu deitava na cama, na maioria das vezes, dormia um pouco com os olhos pesados de tanto sono e, então, o Dia da Marmota[**] recomeçava.

Sempre que conto essa história, as pessoas mencionam o filme *Como se fosse a primeira vez*[***], onde a personagem de Drew Barrymore perde a memória de curto prazo e recomeça sua vida no dia seguinte, a partir do ponto

---

[*] *Citação do personagem insone de Clube da Luta (Fight Club), filme de 1999.*

[**] *Mais uma referência a Feitiço do Tempo (Groundhog Day), filme de 1993.*

[***] *Como se fosse a primeira vez (50 First Dates), filme de 2004, uma das comédias mais reprisadas de sempre.*

em que ela parou. Para simplificar, eu aceito a comparação com o filme que conta também com Adam Sandler, mas se trata de uma comédia e amnésia é algo triste de se viver, como é também a incapacidade de dormir.

Então eu prefiro comparar a situação que vivi com outro filme, chamado *Insônia**, onde o personagem de Al Pacino muda para o Alasca e não consegue dormir por conta do sol da meia-noite, o dia que nunca acaba, e essa situação abala sua avaliação do que é real e do que é imaginário. Aliás, sobre isso, a influência da insônia, recorro novamente ao livro *Por que nós dormimos* para finalizar este capítulo.

> *A noite passada, você se tornou flagrantemente psicótico após os sonhos do sono R.E.M. Acontecerá de novo hoje à noite e antes que repudie o diagnóstico, permita-me apresentar cinco justificativas:*
>
> *Primeiro, enquanto sonhava esta noite, você começou a ver coisas que não estavam lá – estava alucinando.*
>
> *Segundo, acreditou em coisas que não poderiam ser verdade – estava delirando.*
>
> *Terceiro, estava confuso sobre o tempo, o lugar e as pessoas – estava desorientado.*
>
> *Quarto, teve oscilações extremas de suas emoções, ficou muito triste ou eufórico.*
>
> *Quinto, você acordou hoje de manhã e esqueceu toda essa experiência, se não toda, pois o sono R.E.M. te ajuda a esquecer para não passar o dia confuso.*
>
> *Caso você experimentasse qualquer desses sintomas acordado, na mesma hora, você deve procurar tratamento psicológico!* **

Era final de fevereiro e uma consulta com o psiquiatra estava marcada, mas só aconteceria no começo de março. Até lá, as noites insones com todos os seus fantasmas iriam se repetir. Enquanto isso, um novo socorro chegaria para tornar os dias mais leves e acelerar minha recuperação. Felizmente, nem todas as pessoas faziam parte de minha teoria conspiratória.

Dourados, setembro de 2021.

---

* Insônia (Insomnia), filme de 2002, é um dos primeiros filmes de Cristopher Nolan.

** Trecho do livro Por que nós dormimos, WALKER, Matthew (Editora Intrínseca), p. 214.

CAPÍTULO 21

Fisioterapia

Eu não percebi quando ela chegou, abrindo a porta do quarto e ganhando minha atenção. Era uma tarde e eu estava calmo, distraído mais uma vez com a televisão, tentando sincronizar com os óculos, os QR Codes que apareciam no canto das telas nos programas vespertinos.

A situação era nova para mim. Sou míope desde sempre, fiz cirurgia antes de completar 40 anos e já vivia há uns cinco anos sem precisar de lentes, até que descobri a vista cansada, reflexo da idade. Eu tentava me readaptar a usar óculos antes de contrair a covid. Não conseguia, parecia forte, acima do grau. Mas depois que voltei do hospital, o instrumento é fundamental no meu dia a dia. Não sei se é uma sequela, mas eu só consegui me readaptar aos óculos após a doença.

Voltando àquela visita inesperada, no meio da tarde. Era uma mulher alta, vestida de branco, percebia-se que era loira, apesar do cabelo preso e que sorria, apesar da máscara PFF2* com válvula que lhe cobria a maior parte do seu rosto.

— Oi, eu sou a Dayane! Eu estou muito feliz de estar aqui com você!

Antes que eu pudesse entender, antes que eu pudesse pensar a respeito, enquanto eu a olhava, ela emendou apontando para o nome e o logotipo estampado no bolso do jaleco:

— *Dayane Bezerra, eu sou fisioterapeuta e vou ajudar você a se recuperar.*

Eu não falava nada, até porque ela não deixava, quando eu me distraí e dirigia o olhar outra vez para a TV, novamente ela continuou.

— *Eu li o seu prontuário! Eu estive no hospital e sei tudo que se passou contigo e estou muito honrada de ser a fisioterapeuta que a Ana escolheu.*

Opa! Ela sabe o que se passou comigo e não falou de covid? Não estava com acusações de ingratidão e estava reforçando o seu nome. Não sabia

---

* PFF2 é a máscara mais indicada como medida preventiva a doenças respiratórias. Demorou a ser adotada como a melhor para ser utilizada durante a pandemia de coronavírus.

quem era, mas simpatizei na hora. Foi então que, na sequência de sua metralhadora de frases, vieram palavras que pareciam ter sido escolhidas estrategicamente, ela mandou a mais importante de todas:

— *Lembra de mim? Eu sou irmã do Douglas, do Restaurante Brasileiro!*

Quando ela falou essa frase, foi como se um portal mental ligado as minhas memórias de longo prazo tivesse sido aberto. Eu conseguia lembrar das principais lembranças que tinha com o Douglas e comecei a falar:

— *Douglas! Restaurante Brasileiro! Maitê! Bonito!*

Eufórica, Dayane emendou:

— *Isso Denis! Douglas, o brabo! Ele é dono do Restaurante Brasileiro, você lembra que eu pesava seu prato quando você almoçava lá com seu filho, lembra? A Maitê é filha dele e que bom que você lembra de Bonito! Nós fomos para lá todos juntos uma vez!*

Que maravilha foi aquilo! Foi a primeira vez que eu senti esse fluxo de memórias, que eu não sei o nome, não encontrei literatura para explicar, mas tinha certo 'barato'. As memórias se encaixavam uma a outra, se sequenciavam. E, quando acontecia, eu me enchia de alegria. Eu estava lembrando! Não era uma lembrança dos últimos 40 dias, dos acontecimentos no hospital e nem só de quem eu era, de Ana e de Denis Jr. Eram memórias de minha vida, de quem eu era, de coisas corriqueiras e foi a minha fisioterapeuta que proporcionou isso pela primeira vez. Não acredito que ela tenha planejado isso. É provável até que ela tenha sido alertada do meu estado mental, mas seu posicionamento, seu profissionalismo e o respeito com que ela me tratou, foram fundamentais para ganhar a minha confiança.

Como é bom morar em cidade pequena! Dayane foi indicada pela minha amiga Fabiana Coelho, que, pela proximidade conosco, seria a preferência de Ana para ser minha fisioterapeuta. Como ela não pode, indicou alguém próximo e cheio de amigos em comum.

Dayane foi a primeira pessoa, a primeira profissional de saúde a não me chamar de 'Seu Denis' e isso fazia o contato com ela soar mais familiar e amigável.

— *Eu virei duas vezes por semana para te ajudar, vamos fazer exercícios importantes para sua recuperação. Seus braços e suas pernas estão fracos, não estão?*

Ela pergunta já respondendo:

— *Então se você confiar em mim e fizer os exercícios que eu indicar, você vai ficar bom logo e retomar sua vida!*

Não surtei na frente dela, não falei sobre nenhum ponto da minha teoria conspiratória. Mas lembro de dizer baixinho e, apontando para fora, onde estava a cuidadora:

— *Eu não confio nela!*

Ela mostrou as mãos espalmadas e disse:

— *Não precisa se preocupar. É entre nós dois! Você confia em mim? Eu vou te ajudar! Se você confiar em mim e fizer os exercícios você vai ficar bom logo!*

Ela colheu alguns sinais vitais como pressão e saturação e foi conferir com os que eram marcados diariamente por Veralúcia. Conversaram algo e voltou para o quarto, junto de mim, trazendo um respiron*, um aparelho para fisioterapia respiratória.

Enquanto me apresentava o respiron e para que ele servia, ela disse:

— *Vamos fazer uns testes! Sopra aqui e não tira o olho da bolinha! Vamos ver quanto tempo você a sustenta. Olho na bolinha, Denis!*

Quando me lembro dessa frase, lembro também do impacto dela sobre mim. Era como se eu fosse o *Forrest Gump*** e Dayane fosse um dos militares que o ensinaram a jogar *ping-pong*. "Aconteça o que acontecer, Gump, não tire os olhos da bolinha".

A fisioterapia seria a minha bolinha de *ping-pong* e aquela moça simpática que estava ali naquela tarde teria o melhor de mim. Ela conquistou a minha confiança logo na primeira sessão.

— *Agora eu preciso ir, mas eu vou voltar, tá bem?*

Eu já não queria que ela fosse embora, falei para ficar mais, eu sopraria mais as bolinhas. Ela riu e disse que não precisava, pois, não poderia forçar.

— *Um dia de cada vez, Denis. Hoje você foi muito bem! Eu vou dificultar um pouco, mas hoje você foi muito bem.*

Antes de ir, ela falou que já havia combinado com Ana e traria algumas coisas bem importantes para nossos próximos encontros. Entre essas, uma cinta para alongamento e uma indicação, muito importante, para passar um tempo longe da televisão: um quebra-cabeças.

Ela voltou após dois dias e começamos nossos exercícios. Além de me esticar, me ajudar a caminhar, entre outros exercícios que pareciam simples – porém, fundamentais para a minha condição – Dayane explicava os movimentos e me orientava a anotar para não esquecer os exercícios nos momentos em que ela não poderia estar presente. Nos primeiros encontros, ela mesma anotava. À medida que minha mão ganhava firmeza, eu mesmo comecei a escrever.

Foram três meses de fisioterapia, de encontros sempre muito produtivos, de muita entrega e dedicação de ambos. Posso dizer que cumprimos aquilo

---

* Respiron - é um aparelho de fisioterapia pulmonar indicado por ser prático, funcional e barato.

** *Forrest Gump*, filme clássico de Robert Zemecks com Tom Hanks no papel principal, vencedor do Óscar de 1994.

que prometemos um ao outro, naquela tarde de fevereiro, quando Dayane me encontrou entediado brigando com a TV. O resultado desses encontros pôde ser constatado nos meses seguintes. Com o passar do tempo, ao fazer exames relacionados ao pós-covid, eu sempre ouvi dos médicos a frase:

— *Parabéns, você está muito bem. Dá para perceber que se dedicou à fisioterapia, certo?*

Eu sempre respondo que sim, sorrio e penso em minha fisioterapeuta. Obrigado, Dayane! Você me ajudou demais e não só com a fisioterapia. Foi contigo que eu comecei a fazer coisas que parecem tão simples para quem está saudável, mas que foram fundamentais para o complemento de minha recuperação: escrever, fazer anotações à mão, exercitar a mente e montar quebra-cabeças.

Dourados, setembro de 2021.

CAPÍTULO 22
João da caminhonete

A blindagem que Ana promoveu a mim nos primeiros dias após a alta tinha razão de existir. Eu estava em meio a um surto psicótico e, além do fator imponderável sobre como eu poderia reagir às pessoas, ela também queria preservar como as pessoas me enxergavam. Eu tinha, digamos, uma reputação a zelar, sobretudo, no mercado em que atuo. E Ana tinha medo – disse isso várias vezes – de como eu poderia cair em descrédito aparecendo em público, falando histórias desconexas, ou tento surtos com testemunhas que pudessem concluir que eu – deixa eu pensar em um termo leve – perdi o juízo.

Ana tinha toda razão. Eu precisava ser preservado e, provavelmente, eu faria a mesma coisa se estivesse no lugar dela. Eu estou estragando todo o cuidado que ela dedicou a mim, tornando públicas, neste diário, as situações vividas naqueles dias. Mas, enquanto escrevo, minha mente se organiza e minha melhora se consolida a cada novo capítulo, por isso sigo escrevendo. Preciso escrever!

Pela barreira de Ana nada passava: amigos que ligavam querendo vir em casa, amigos e familiares que ligavam querendo falar comigo, todos ouviam dela um:

— *Liga depois, ele está descansando.*

Ou ainda:

— *Acho que ainda não é uma boa hora, assim que ele acordar, eu mando um vídeo dele para você.*

Ela sempre tinha uma resposta pronta para qualquer nova tentativa de contato comigo.

Ao sair para trabalhar, deixava instruções que eram passadas a Veralúcia e a Denis Jr., que formavam um bloqueio mais leve, mas, ainda assim, eram uma barreira para amigos e familiares.

Prestadores de serviço não tinham restrições e podiam entrar. Muitos foram chamados para fazer ajustes na casa, entre eles os técnicos do ar-condicionado.

EXTUBADO

Ana pediu para limpar os filtros de ar para preservar meus pulmões. Eu me lembro do dia em que eles vieram. Sentado na espreguiçadeira da varanda, enquanto tomava sol, eu observava a movimentação em minha casa. Estava calmo e me lembro deles passando para lá e para cá, com escadas, caixa de ferramentas e equipamentos, totalmente paramentados com máscaras e EPIs. Eles me olhavam com medo, desviando o olhar de curiosidade quando eu os observava. Deveriam estar pensando *"Deus me livre de pegar covid"*. Por outro lado, eu pensava comigo: é o pessoal da TV! Pensam que não sei que estão instalando câmeras.

Do mesmo lugar em que eu estava sentado, olhando para o lado esquerdo perto da porta de entrada, eu enxergava pelo menos oito pares de sapatos posicionados lado a lado. Eu pensava ter alguma relação com os técnicos paramentados subindo e descendo escadas do lado de fora de casa: *O restante da equipe de TV está escondido dentro da casa. Não vou fazer barulho, nem vou comentar, para eles continuarem acreditando que não sei de nada.*

À medida que eu tentava organizar o pensamento, memórias começavam a aflorar e, com isso, em vez de clareza, aumentava a complexidade da minha teoria da conspiração e, naquele dia, pensava viver um programa de TV. Pedro Bial estava investigando o crime de venda de órgãos e agora era questão de dias, talvez horas, para aquela história acabar. A cuidadora seria descoberta, iria embora e eu teria minha vida de volta.

No entanto um visitante real iria interromper minhas reflexões naquela tarde. Alguém com passe livre para entrar e sair, visto que esteve presente em vários momentos desde a minha internação e não poderia deixar de me acompanhar após a alta. Alguém que Ana não conteria no portão, justamente, porque ele esteve sempre presente e foi o principal apoiador naqueles dias, seja para buscar seu carro no hospital, acompanhar o neurologista que me examinou ou para simplesmente comprar fraldas para o meu uso. Era João Paulo Machado. O João Paulo da Betel. O JP como muitos o conhecem. Ou simplesmente, o João, como eu gosto de chamar. Acho até que eu digo Jão, dada a nossa intimidade.

João tem uma imobiliária localizada a 300 metros da minha casa. Por conta de atuarmos no mesmo mercado, sempre trocamos informações e experiências. Nunca fomos muito próximos, mais pela correria do dia a dia do que por outro motivo. Nossa relação sempre foi harmoniosa e repleta de gentilezas. Com amigos em comum, já havíamos viajado juntos para eventos e outros encontros do nosso mercado de atuação. Talvez, por isso, eu não tive problemas em reconhecê-lo imediatamente naquela tarde de fevereiro, quando João recebeu a autorização de Ana para me visitar pela primeira vez.

Eu tenho minhas lembranças desse encontro, no entanto, estão contaminadas

DENIS LEVATI

pela minha condição mental daqueles primeiros dias após a alta. Então, meses depois, liguei para o João Paulo para que, em sua perspectiva, me ajudasse a contar essa parte importante de minha jornada.

> **Denis:** *João, quero falar contigo sobre aquele primeiro dia que você veio em casa, após minha saída do hospital. Não sei o dia certo, mas foi entre a alta e a semana que eu começaria a ir às consultas médicas. Como foi esse nosso reencontro?*
>
> **João:** *Marquei de ir até sua casa. Chegando, te encontrei sentado na varanda, de costas para o portão. Ana me recebeu e quando entrei, ela perguntou "Denis, adivinha quem tá aqui?". Quando você virou, automaticamente me reconheceu "João?! Posso te abraçar?". Eu disse que sim, claro. Você se levantou e, com esforço, me abraçou. Quis chorar um pouco antes de voltar a sentar-me.*
> *Sentando, você começou a puxar assuntos desconexos, dizendo que tínhamos coisas em comum, como a Dona Ezir, a Escola Sei, os filhos e Bonito*.*

Esse fluxo de memórias que o João descreve é o mesmo que eu vivi pela primeira vez com a Dayane, a fisioterapeuta. Lembro certinho de encontrar o João, de reconhecê-lo e dos nossos primeiros encontros terem acontecido na porta do colégio, há uns quatro ou cinco anos, quando nossos filhos ainda não eram adolescentes e dependiam dos pais para irem à escola.

Dona Ezir é a mantenedora do Colégio SEI, escola que ela fundou e mantém há quase 40 anos. Quando vim de São Paulo para Dourados, observei a disposição daquela senhora com mais de 90 anos dedicando seu tempo, não só à formação intelectual, mas também afetiva e social das crianças. Decidi imediatamente: meu filho vai estudar aqui. Esse foi um dos maiores acertos que tivemos quando nos mudamos para cá. Existe um lugar carinhoso para aquela escola em minha memória, tanto que foi a primeira associação que me ocorreu naquele reencontro com o João.

Mas esse reencontro guardava ainda algumas surpresas. Antes que eu tivesse de embarcar em meus delírios de perseguição como o que me acompanhou desde o hospital e que me fazia acreditar estar em um programa de televisão, em contato com o Pedro Bial.

> **Denis:** *João! Qual a relação que eu acreditava ter com Pedro Bial?*

---

* *Bonito é um destino turístico conhecido nacionalmente e muito comum entre os moradores de Dourados, pela distância relativamente curta.*

Lembro-me de ter dito algo sobre isso para você.

João: *Não sei ao certo, mas era época do programa do Pedro Bial na TV e acho que você estava influenciado por isso. Sei que você dizia "Tá na hora do Bial chamar, o Bial vai chamar". E você olhava para os lados dizendo que havia câmeras escondidas e perguntava "Para que câmera eu olho?"*

Denis: *Lembro-me de comentar contigo sobre a escola. Lembro também de falar dos sapatos alinhados na entrada da casa. Como foi isso?*

João: *Havia alguns pares de sapatos entre o portão de entrada e a varanda que você estava. Você apontou e disse: ninguém saiu ou chegou depois do João. Olha ali, o número de sapatos continua o mesmo. Fiquei meio sem jeito, sem saber o que comentar e com receio de estimular mais, caso fosse um delírio persecutório. Tentei desconversar, te estimular, dizendo para você melhorar logo, para você se sentir bem e voltar a trabalhar no home office do Levati. Você respondeu "Que bela lembrança!". Naquele momento, fiquei em dúvida se sugeria ir até lá ou se cortava o assunto quando Ana interveio, dizendo "João, até agora ninguém foi lá, nem ele quis entrar". Foi quando eu disse "Quer entrar lá?" Você respondeu que sim, mas se eu te levasse. E assim fizemos. Ana providenciou as chaves e fui te conduzindo. Você foi andando lentamente, passinho por passinho, em direção ao home office do Levati.*

Os pares de sapatos alinhados do lado de fora eram nada mais que um hábito adotado por Ana e todas as famílias durante a pandemia e intensificado no período em que estive internado, quando ela trocava de roupa antes de entrar em casa, chegando do hospital, na maioria das vezes. Na minha cabeça, eles eram a prova de que uma equipe de TV estava escondida em casa e me filmando. Tanto é que, horas antes, dois técnicos estavam instalando câmeras por ali. Felizmente, mesmo sem querer, João acertou em obter minha atenção, me chamando para o meu lugar favorito no mundo: o *home office* do Levati.

João: *Chegando no escritório você começou a reconhecer, sentou na sua cadeira e começou a olhar os livros, abrir gavetas e conferir documentos. Sempre muito confuso e sempre perguntando "Para que câmera eu olho?".*

Denis: *Quando eu entrei no escritório, me lembro de reconhecer minha coleção de canecas. Você testemunhou isso?*

João: *Sim, você começou a falar das canecas, mas não falava com clareza. Você contava histórias sem conexão, ainda assim, deu para perceber que você estava bem emocionado. Além da estante, o que eu percebi foi sua atenção com o que tinha no flipchart: um mapa do Brasil com anotações de várias imobiliárias.*
Você não falava nada com clareza, mas era perceptível que você conhecia o seu escritório e seus objetos. Teve um momento que abriu uma gaveta e encontrou contas e ficou preocupado com o pagamento.
Chamou a atenção o fato de que você sempre se referia a si, na terceira pessoa. Olhava tudo com interesse, comentava e logo você se cansou. Demonstrou cansaço em estar ali e falou "João, quero ir embora, você me leva daqui?"
Eu te levei para a varanda, você sentou-se novamente na poltrona e Ana te trouxe água. Você tremia muito com o copo na mão e precisou de ajuda para beber. Você pediu muitas vezes para eu te ajudar, pedia para não ficar sozinho, insistia com isso e demonstrava cansaço.
Eu fiz um sinal para Ana dizendo que iria embora, ela concordou e eu me despedi me perguntando se eu fiz o certo em te levar para o escritório.

Fez muito certo, meu amigo. Entrar no meu escritório foi a liberdade! Representou o adeus ao quarto onde eu passava as tardes vendo a programação da TV!

O meu *home office* era o espaço onde eu passava (e passo) a maior parte do meu tempo e naquele momento ele estava repleto de mim! Livros, anotações, quadros, minha estante cheia de canecas, tudo era muito familiar.

João, meu amigo, você só tem acertos comigo, mas aquele dia, abrir o *home office* do Levati foi um dos maiores.

Testemunha do atendimento com o neurocirurgião, ainda no Hospital Evangélico, em nossa conversa, João revelou preocupação com a minha saúde mental e com a minha recuperação:

João: *Olha, eu vou te falar uma coisa. Fiquei muito preocupado esse dia que fui te visitar. Eu não sabia que você estava tendo essas alucinações, esses delírios. Para falar a verdade, foi também a primeira vez que eu te vi no ano, você voltou de viagem praticamente direto para o hospital.*

EXTUBADO

Denis: Sim, você ia ao hospital, mas não me via, só interagia com a Ana.

João: Isso! Eu só tinha notícias. Antes houve aquela situação com o neurologista e voltou dizendo que você não teve um AVC. Eu criei a expectativa de te ver bem. Quando fui à sua casa e vi sua condição, eu pensei, vai ser um processo muito longo de recuperação, como o doutor havia comentado. Mas pensei que seria uma questão motora e não mental.

Denis: Que coisa, cara! Que coisa.

João: Eu saí, fui para casa buscar a família para ir a Bonito e minha esposa perguntou o que estava acontecendo. Eu estava muito calado. Respondi a ela que estive com você e não gostei da condição que te encontrei. "Ele está muito diferente do normal. Não sei se é uma condição reversível ou se é uma sequela definitiva", comentei.

João ficou preocupado e não foi à toa. Ao me ver naquele estado, falando de perseguições, de minhas conspirações e como eu me referia a mim mesmo, ele supôs que talvez eu tivesse algum problema grave ainda não identificado.

Essa estranheza das pessoas em como lidar com um extubado em recuperação me pareceu comum. De forma geral, as pessoas acreditam que após a covid o paciente chegará em casa consciente de tudo que passou.

Com muita gente é assim, a maioria dos sobreviventes com quem conversei se lembra do período hospitalar. Mesmo com milhares de casos da doença, cada relato de paciente de covid apresenta diferenças do outro e, na maioria deles, existem sequelas para lidar.

Participo de grupos no Facebook que contam com mais de 30 mil recuperados que trocam informações sobre recuperação, sintomas e sequelas da covid. A falta de memória é uma das mais mencionadas e a conversa com o João ratificou que eu passei por isso.

João: Na segunda vez que eu te visitei, coisa de dez dias depois, você já estava bem melhor. Tinha mais lucidez na conversa, mas estava sofrendo para lembrar-se das coisas e não conseguir. Você tinha um caderno com anotações e dizia que havia falhas, que faltavam lembranças na linha do tempo desde a internação. Você dizia lembrar-se de algumas coisas, pulava algumas e completava mais à frente. Eu disse para você ter calma e pensar que esses dias que você não está lembrando foi o período que ficou internado. Aí você disse que esse processo de *lembrar era difícil, cansativo e colocou o caderno de lado dizendo que não sabia se queria mesmo rememorar tudo.*

Denis: *Me conta do caderno. O que eu dizia sobre ele e sobre as anotações?*

João: *Você dizia lembrar até a viagem de volta, do aeroporto, de pessoas te atendendo no avião, abrindo sua camisa e, depois, já no posto de atendimento. Você também disse lembrar-se da ambulância te levando para o Evangélico e que, dali para frente, não tinha mais memória de nada, só de pensamentos confusos. Você também comentou de uma pessoa de botas, espada e uniforme. Que essa pessoa te deu um recado. Ela batia a espada no chão e dizia "Você tem que agradecer ao João! O João da caminhonete".*

O caderno! Ah, esse caderno. Por orientação de Dayane, eu passei a anotar as sessões de fisioterapia e como me esquecia de praticamente tudo, adotei um caderno que encontrei no escritório como bloco de notas. Nele, além da cronologia, escrevia mensagens para mim mesmo. Foi nesse caderno que escrevi minhas memórias e anotações logo nos meus primeiros dias em casa onde colho as inspirações para escrever o material deste diário, e sobre o qual eu deveria falar mais daqui para a frente. Que bom saber que o João testemunhou o início dessas anotações! E que bom que eu não desisti de anotar, de insistir na reconstrução da linha do tempo e de montar esse quebra-cabeças. Sem isso, eu não teria feito a descoberta reconfortante que liga esse capítulo ao de número 7, onde a profissional da UTI me acorda dizendo:
— *Seu Denis, você precisa agradecer ao João da Caminhonete.*

Sandra conheceu João no estacionamento do hospital e o encontro deles foi para ajudar a Ana que, em suas idas ao hospital para saber sobre mim, passou por uma experiência horrível de esgotamento e precisava de alguém para trazê-la para casa.

Mais uma vez, foi João Paulo quem nos amparou e agora acompanhado de sua esposa Carla, como ele conta no fim de nossa conversa:

Denis: *Então tá bom João... Poxa eu já te disse isso, mas quero te agradecer. Reforçar que uma das grandes alegrias que tive em minha vida foi descobrir que o João da Betel é também o João da caminhonete. Passei algum tempo pensando nisso, em quem era o João da caminhonete, pois foi uma memória muito viva que eu tinha. Só depois de algum tempo, já no escritório, fazendo anotações e associações que eu concluí que você era o João da caminhonete,*

> *a quem eu deveria agradecer segundo a auxiliar que me acordou na UTI.*
>
> **João:** *Eu não sei como isso ocorreu, mas alguém do hospital, uma mulher perguntou: "Você é amigo da Ana? Ela veio aqui para saber notícias do marido e não está em condição de ir embora. Você pode vir aqui?". Eu estava almoçando na minha sogra e Carla, minha esposa, foi comigo para ajudar. Fomos pelos fundos, entrei de ré no hospital com a autorização das enfermeiras e encontramos a Ana em um sofá, tremendo muito e com as mãos travadas, sem condição de ir embora sozinha.*

Carla! Poxa vida, Carla... Já agradeci ao João algumas vezes, acredito até que também tenha te agradecido, mas nunca é demais. Vocês cuidaram não só de mim, como da minha família e isso sem praticamente nos conhecermos. Eu desejo muitas bênçãos sobre vocês, além de ser eternamente grato pelo cuidado que tiveram com minha Ana.

Despedi-me do João em nossa ligação, refletindo sobre aquele momento e lembrando do dia em que participamos de um festival de pipas aqui em Dourados, onde tive a oportunidade de dizer aos seus filhos:

— Parabéns a vocês pelo pai que possuem! Ele salvou a minha vida!

> **Denis:** *Meu irmão, eu já disse isso para você, nunca é demais, muito obrigado por tudo. Pude dizer isso aos seus filhos para eles sentirem orgulho do pai que eles têm.*
>
> **João:** *Que isso cara, estamos juntos! Tudo de bom para vocês também*.*

João! Meu caro João! Como eu tive sorte em tê-lo conhecido. Felizmente, nossa amizade só cresceu desde então. Eu e minha família nos sentimos abençoados pela sua presença em nossa vida.

Sua compaixão e sua prontidão em ajudar foi uma lição para mostrar a todas as pessoas em como se pode ser humano e caridoso, acima de qualquer coisa, sem pedir nada em troca.

Eternamente grato, meu amigo!

Dourados, setembro de 2021.

---

* Esse diálogo pode ser ouvido no episódio 20 do *podcast* Diário de um extubado.

CAPÍTULO 23

Home office do Levati

Findava o ano de 2018 quando recebi da minha amiga Mari Ferronato uma ligação com uma oferta de trabalho. A proposta era incrível, do tipo que você aceita imediatamente: eu voltaria a trabalhar sob a gestão dela, na empresa que eu já conhecia, desenvolvendo uma função desafiadora e prazerosa e com salário maior do que eu recebia. O problema era a distância. O trabalho estaria a mil quilômetros de onde eu estava morando e minha família já havia se adaptado a Dourados, com Ana finalizando a faculdade e Denis Jr. amando a escola. Eu não queria fazer minha família mudar novamente em pouco tempo.

Mari, pragmática como só ela sabe ser, trouxe a solução antes que eu pudesse apresentar o problema.

— *Você nem precisa sair daí se não quiser! Agora existe a modalidade de teletrabalho. Você arruma aquele quartinho no fundo da sua casa, transforma ele em um home office e trabalha a partir de Dourados mesmo.*

Demiti-me ao final da ligação e, em menos de uma semana, estava em São Paulo assinando um novo contrato de trabalho que, de tão especial, tenho uma cópia guardada. Confira comigo um trecho:

> *Empregado e empregador consideram as seguintes vantagens na contratação na modalidade home office:*
>
> - *Economia e praticidade, frente à não necessidade de deslocamentos do empregado à sede do empregador, além de sua maior autonomia organizacional, repercutindo em eficiência e produtividade;*
> - *Maior tempo de convivência do empregado com a família;*
> - *Maior liberdade do prestador de serviços quando em regime de home office, permitindo a multiplicidade de atividades e da dedicação a outras fontes de renda compatíveis.*

EXTUBADO

Pois é. Aquele contrato de trabalho parecia um trecho de algum documento da Internacional Socialista* e tinha um quê de anarquismo quanto aos horários e entregas:

- *Resolvidas as partes firmarem o presente contrato, o empregado, apesar de vinculado a comandos remotos advindos do empregador, não estará sujeito a cumprimento de jornada.*
- *O empregado tem a obrigação de interromper seu trabalho para repousar e alimentar-se durante a jornada, ficará a seu critério o tempo de afastamento do trabalho e caberá a ele determinar o tempo dedicado ao trabalho, desde que seja razoável para cumprir suas obrigações e, ao mesmo tempo, suficiente para preservar sua saúde e higidez física.*
- *Haverá acompanhamento das atividades que foram estipuladas como meta pelo gestor imediato do empregado, alocado na sede do empregador, através de meios digitais e dos canais que ambos considerarem mais eficientes.*

Como bom representante da geração X, em princípio, me senti perdido sem um controle tão próximo e estranhei bastante os primeiros dias trabalhando sozinho. Mas não perdi muito tempo com a tal adaptação. Eu era, provavelmente, um dos primeiros (se não o primeiro) colaborador da empresa nesse regime de trabalho e não seria eu que colocaria um modelo tão promissor a perder.

Como o Stan Lee escreveu para o Tio Ben dizer ao Peter Parker quando ele descobre ser o Homem-Aranha: *"Com grandes poderes, vêm grandes responsabilidades"*.

Com o tempo, entendi que não importa onde é feito o trabalho, mas como e com qual qualidade ele é feito. Mas como já disse, sou representante da Geração X, aquela muito ligada à hierarquia e à dependência do trabalho. Fomos nós que tornamos popular o termo, hoje em desuso, *workaholic*.

E como um bom *workaholic*, embora ninguém tenha pedido e não fosse preciso, adaptei o quartinho de bagunças, a despensa, em um escritório, uma extensão da empresa e criei rotinas de trabalho remoto à medida que experimentava não só a interação com Mari, a minha gestora, mas também com todo seu time.

---

* A Internacional Socialista (IS) é uma organização internacional que busca a divulgação e implementação do socialismo democrático através da união de partidos políticos social-democratas, socialistas e trabalhistas.

Na parte física, instalei um ar-condicionado para aguentar o calor, mudei mobiliário para mesa e cadeiras mais adequadas ergonomicamente, instalei a melhor internet disponível, emoldurei meus certificados e pendurei junto as minhas credenciais de participação em eventos. Além disso, instalei um painel adesivo com o logo e cores da empresa em uma das paredes para me sentir 'na firma', como diriam os meus pais.

Quando chegou a pandemia de covid-19 e empurrou todo mundo para o *home office,* eu já estava mais que acostumado, plenamente adaptado a essa rotina e, talvez por isso, enfrentei os primeiros dias da quarentena com muita facilidade, dando dicas e ajudando as pessoas que me procuravam com uma frase comum: *"E agora? O que eu faço?"*.

Meu trabalho está ligado a construir relacionamentos, então, conheço muita gente. E de tanto ouvir pedidos de ajuda, dentro e fora da empresa, passei a organizar grupos de apoio e de trocas de experiência desde o início da pandemia. Fiz vários e posso dizer que conectei dezenas, talvez centenas de pessoas. Potencializado pela atuação da empresa, nas *lives* e eventos *on-line* que fizemos, arrisco dizer que atingimos milhares de pessoas.

Focando apenas no meu escritório, meu espaço de quatro metros quadrados e nos horários para os quais reservava para fomentar essa troca de experiências, posso dizer que conectei dezenas de pessoas. Sei de negócios realizados nesses grupos, também sei de gente que se infiltrava para em nome do 'vamos todos nos ajudar' vender seus próprios cursos e mentorias. Eu fingia que não via e tudo bem por eles.

Recusei todas as ofertas de comissão que recebi para transformar essa iniciativa em algo comercial. Afinal, estávamos todos passando por uma pandemia e como eu já tinha um trabalho que me remunerava, preferi manter a essência que motivou a iniciativa: o apoio a profissionais autônomos. E deu certo. Eu recebi dezenas de mensagens de pessoas dizendo que conseguiram fazer negócio apesar do distanciamento social e da quarentena, graças à adoção de uma ferramenta que aprenderam comigo ou nos encontros que promovi. Eu nunca cobrei nada, nunca aceitei comissão, mas as pessoas queriam demonstrar gratidão. Foi aí que comecei a receber brindes como gesto de gratidão e, até onde entendo, aceitar presente não é trair um propósito, certo?

Bem, há casos em que sim, é verdade, mas eu amava receber esses mimos. Eram livros, agendas, brindes diversos e, principalmente, canecas, muitas canecas. Tantas que precisei comprar mais uma estante só para organizar os presentes que vinham para o *home office* do Levati. As *lives,* as dezenas de *lives* que eu fazia no Instagram e no YouTube eram sempre usando a caneca mais recente e essa relação, no meio da pandemia, era deliciosa. As mais de 70 canecas que recebi vieram do Acre, do Rio Grande do Sul, Nordeste inteiro, Minas, Santa Catarina e também de Portugal. Quase todas elas tinham um bilhete dentro, uma frase assinada pelo remetente e sua equipe que demonstrava sempre gratidão, amizade e um convite para visitar aquela imobiliária ou aquela construtora "quando tudo passar".

Foi para esse ambiente incrivelmente familiar, cheio de objetos que eu manipulava, totalmente adaptado por mim que o João Paulo Machado, o João da Betel, me trouxe alguns dias depois da minha alta. E esse reencontro foi um divisor de águas no meu processo de recuperação. Por um lado, proporcionou-me ativar e exercitar a memória em um ambiente praticamente igual ao que eu havia deixado em 20 de janeiro. Eu sabia o que significavam as canecas, os quadros, o mapa do Brasil com a localização dos participantes dos grupos de interesse, os *hubs* como eu os chamava.

Por outro lado, representou um perigo para as pessoas de casa. Eu estava descontrolado, em meio a um surto conspiratório e muito do que eu encontrava no escritório alimentava minha teoria persecutória. Eu manipulava as canecas e recolhia as cartinhas de dentro delas. Lia e interpretava o conteúdo como mensagens cifradas de amigos sobre meu estado de saúde ou sobre o que havia acontecido comigo.

Um exemplo disso foi uma carta escrita por outro João Paulo, o Macedo, dono de uma imobiliária em Rio Branco. Uma pessoa encantadora que me enviou um monte de presentes temáticos do Acre, como, por exemplo, camiseta, bandeira, doces típicos e, junto de tudo, uma cartinha que dizia: "Obrigado por tudo, professor! O Acre está de portas abertas para você! Forte abraço" Assinado J.P. e com uma data: *20 de setembro de 2021.*

Junto da carta e dentro das canecas havia um cartão de visitas com o número de telefone do JP.

Era uma grande descoberta e eu não queria que ninguém, principalmente a cuidadora, soubesse das minhas conclusões. Eu fiquei quieto! Deveria haver mais mensagens cifradas ali. Ficava claro que, com o tempo, eu encontraria no próprio *home office* do Levati as peças que faltavam para entender o que teria me ocorrido e aquela mensagem de setembro de 2021 era só o começo.

Com a redescoberta do meu escritório, eu, praticamente, abandonei o quarto durante o dia, evitando os cochilos da tarde que me traziam tanta angústia. Depois, porque eu amava estar ali. Sim, aqui. Eu escrevo, estudo e me inspiro no meu *home office*. E daqui, mesmo *on-line*, eu conheci muita gente e fiz trabalhos incríveis dos quais me orgulho muito.

Quando reconquistei meu escritório, havia poucas diferenças visíveis. Ana instalou na entrada uma placa com meu verso favorito de Mario Quintana, que eu guardava para o comedouro de pássaros que pretendia instalar no jardim: *"Eles passarão, eu passarinho"*. Achei providencial que ficasse na porta do escritório, considerando o contexto de recuperação que eu vivia. Fora isso, tudo estava no lugar. As estantes, meus livros, minha mesa, minhas anotações em *post-its* no *flipchart*, meu *notebook*, canecas que haviam chegado enquanto estive fora e dois equipamentos que eu instalei ainda em janeiro.

Um telefone fixo que instalei para fazer ligações ilimitadas, importante para o meu trabalho, e um assistente de voz da *Amazon* por onde acessava a inteligência artificial da *Alexa,* cuja única função útil, na verdade, era servir de caixa de som.

Afinal, que outra função poderia ter a tal *Alexa,* não é mesmo?

Sentado em meu *home office,* enquanto recuperava a memória em meio a um surto psicótico, descobri algumas maneiras de utilizar a assistente de voz.

Dourados, setembro de 2021.

CAPÍTULO 24

Alexa

O cotidiano daqueles primeiros dias seguiu inalterado por semanas. Isso não significa que foram dias monótonos. Esperavam que, em algum momento, eu estaria descontrolado. Só não se sabia quando.

Os dias começavam quase sempre da mesma maneira. Eu acordava assustado durante a madrugada, passava tempo procurando entender os sonhos e memórias e acompanhava da cama, ainda sonolento, a rotina das manhãs. Ana levantava para receber a cuidadora e Denis Jr. se arrumava para ir à escola. A casa ficava cheirosa, primeiro com o cheiro de hidratante de uva que Ana utiliza após o banho e, depois, com o cheiro do café que Veralúcia preparava. Era a minha deixa para levantar. Não ficaria deitado nem se eu quisesse. O calor logo me expulsava do quarto, mesmo sendo 6h20, 6h30 da manhã. O verão é implacável no Mato Grosso do Sul.

Levantando e me dirigindo até a varanda que fica anexa à cozinha da casa, eu encontrava uma mesa de café da manhã muito bem servida. Café, chá, sucos. Sim, sucos, no plural. Bolo, pão, frutas e banana com mel e aveia. Em casa, sempre tomamos um café bem servido – é uma tradição nossa – mas não aquela mesa farta, em estilo colonial que me era oferecida ao longo das primeiras semanas depois de minha alta. Acredito que esse gesto era um esforço de Veralúcia para ganhar minha confiança. Foi sentado à mesa que eu me lembro de pedir desculpas pelas minhas atitudes, por alguma palavra dura ou por algum gesto mal-educado que eu tenha direcionado a ela. Sentado à mesa, eu me lembro de dizer algumas vezes: *"Denis deve desculpas a esta senhora!"*.

Quando isso acontecia, Ana e Veralúcia minimizavam e ofereciam algo para comer e, na sequência, Denis Jr. saía para a escola. Também me lembro da sua irritação por eu perguntar aonde ele ia:

— *Você sabe, pai. Já falei ontem!*

E saía com sua bicicleta, sem me dar uma resposta de seu destino. Ana respondia por ele, enquanto finalizava seu café: *"Ele vai para a escola. As aulas presenciais voltaram e ele as prefere mais que as aulas on-line. Agora eu também vou trabalhar e você vai ficar com Veralúcia. Comporte-se, volto na hora do almoço".*

Na sequência, a cuidadora se aproximava para tomar pressão, saturação e outros sinais vitais. Esses eram anotados para a conferência de Dayane, a fisioterapeuta, nas sessões que aconteciam na parte da tarde.

Pela manhã, ficávamos sozinhos em casa. Eu, Veralúcia e meus fantasmas. Eles começavam a chegar quando ela usava voz de criança para me dar remédios. *"Olha o remedinho, Seu Denis! Abre a boquinha".* E eu respondia já irritado:

— *Pode falar normal? Qual remédio é para tomar? Eu posso fazer isso.*

Ela sempre acatava o que eu falava. Sempre! Dizia que eu era o dono da casa e que estava ali para me ajudar. No princípio, ela me conduzia de volta ao quarto para ver TV e a programação matinal da Record. Quando reencontrei o escritório, comecei a ter vontade própria e ela não me impedia de acessar o espaço. Sentado em meu escritório eu me sentia seguro. Foi desse lugar que redescobri o banheiro anexo, onde me vi no espelho, percebi que ainda estava de bigode e encontrei forças para usar um aparelho de barbear. Com as mãos ainda com pouca sensibilidade e sem firmeza, raspei o bigode. Passando um tempo maior naquele que era o meu banheiro, encontrei um pacote enorme de fraldas atrás da porta. Coloquei a mão na cintura, tateei o pinto e a bunda e percebi que não estava de fraldas. Naquele momento, entendi que aquelas fraldas eram para mim! Os fantasmas ganhavam força.

Eu estava 25 quilos mais magro, tinha uma cicatriz embaixo do braço, e havia em casa aquelas fraldas geriátricas. Eu precisava entender o que havia me acontecido.

Voltei para o escritório, sentei em minha cadeira, encontrei na mesa o bilhete que João Paulo Macedo havia me enviado e eu só me concentrava na data: setembro de 2021. Olhava para as fotos e gravuras que trouxe do Recife e, relacionando com o cartão do João, entendi que haviam se passado alguns meses desde aquela viagem. Eu precisava falar com ele.

Se eu consegui raspar o bigode, também seria capaz de fazer uma ligação. Celular eu nem lembrava que existia e estava guardado por Ana. Mas eu tinha um telefone no escritório, tinha o cartão do João e iria ligar para ele. Com muito esforço, eu tentava discar os números e não completava a ligação. Tinha algo errado. Era preciso colocar mais números, acredito que, operadora, código de área. Tentava e nada, a linha caía.

Veralúcia observava meu esforço e perguntava:

— *Quer ajuda, Seu Denis?*

— *Eu quero que você saia daqui,* respondia já irritado.

A cuidadora se afastava com o seu celular. Acredito que ela telefonava para a Ana.

Tentei ligar algumas vezes, me cansava e parava. No meio das tentativas, eu explorava o escritório. Encontrei um caderno preto e fino, onde se podia ler em branco no canto direito da capa: Planner 2021. Abri e reconheci meus dados pessoais na primeira página e o resto estava praticamente em branco. Apenas algumas anotações nas duas páginas referentes ao mês de janeiro: reunião de sócios no dia 5, gravação do *podcast* no dia 7 e, nos dias seguintes, anotações que pareciam um roteiro de viagem: Dia 9 Barra, 11 Caruaru, 12 Recife, 13 Olinda e 15 Porto de Galinhas. Depois disso, mais nada.

Eu tinha em uma das mãos um caderno com anotações feitas por mim logo no começo do ano. Eu mesmo havia escrito, a caligrafia provava isso. Na outra, eu tinha um recado escrito por um amigo e datado de setembro de 2021. Quanto tempo havia passado?

Eu voltava para a cuidadora e dizia:

— *Eu já sei quanto tempo eu fiquei fora! Passei muito tempo em um hospital, mas eu tô quase conseguindo! Sua casa vai cair! Você está aqui pegando dinheiro da Ana!*

Tentava ligar e não conseguia. Sentia calor e já começava a acreditar que ela estava no celular bloqueando a ligação. Eu precisava falar com o João Paulo, ele me mandou uma mensagem dizendo que iria me contar o que me ocorreu! Pelo menos era isso que eu lia e insistia naquela data: setembro de 2021.

Não sei quanto tempo isso durou, não sei quantas vezes eu tentei ligar, quantas vezes eu voltava para o caderno, quantas olhava para os livros na estante, para as anotações... sei que encontrei meu filho em minha frente. "*Calma, pai! Calma! Ninguém aqui está tentando nada contra você! A Veralúcia está te ajudando... ela está me ajudando. Calma!*"

Ele falava com voz firme e decisiva. Quase não o reconheci naquele sujeito maduro a minha frente. Ele não era um menino? A mesma voz firme continuou dirigindo-se, agora, à cuidadora!

— *Eu não vou tratar meu pai como criança! Ele é um homem e vou falar com ele como um homem!*

Pegando o bilhete da minha mão, ele leu e desmontou a minha prova conspiratória:

— *Pai, este bilhete é de 2020! O zero está bem apertado, parece o número um, mas é 2020. Olha direito!*

Que fala mais sensata! Eu li e senti uma vergonha enorme. Era mesmo 2020 e o teor do bilhete não dizia nada de mais. Abaixei a cabeça e fiquei calado. Quando voltei a ouvir a voz do meu filho, ela já era mais branda:

— *Que tal fazer uma coisa que você gosta? Que tal assistir uma série ou ouvir um podcast?*

— *Ouvir um podcast?* – Respondi perguntando.
— *Sim, podcast! Alexa, toca o último episódio do Braincast!* – Ele disse para a caixa de som sobre a minha mesa.

Imediatamente, a caixa começou a tocar meu *podcast* favorito, um dos mais mencionados nos meus papos com meu filho.

Cara! A *Alexa*, sim! Eu instalei a *Alexa* no final do ano anterior entre dezembro e janeiro, estava testando suas funções, suas *skills* e não encontrava lá muitas funcionalidades além de piadinhas bobas. Ela virou apenas uma caixa de som com algumas funcionalidades a mais. Através dela eu ouvia a rádio CBN e, principalmente, *podcasts*.

Meu filho não só me controlou antes da Ana chegar como também trouxe um novo elemento, um objeto que passaria a ser importante e iria ajudar na minha recuperação. A inteligência artificial da *Alexa*.

Eu não confiava em Veralúcia e acreditava que ela tinha poder sobre meus livros e sobre o que eu pensava. Em um surto que deve ter ocorrido antes desse, eu levei um livro para a cama e imaginava que ela estava apagando as letras do livro. Gritava, xingava e dizia: *"Larga minha vida, deixa meus livros. Sua feiticeira! Para de me controlar".*

Quem me encontrou depois desse surto foi Ana. Eu mostrava para ela as letras apagadas do livro e ela dizia: *"É do design do livro, Denis. Chega dessa loucura. Não tem nada aqui".*

Ela estava cansada e, sua paciência, perto do fim. Do meu lado, eu canalizava para a cuidadora todo o ódio que eu sentia por não entender o meu momento de vida. Mas naquele fim de manhã, pouco antes do almoço, enquanto eu ainda estava no escritório e Denis Jr. já havia partido para seu *videogame* após me ajudar a lidar com meus fantasmas, ouvi Veralúcia ao telefone contando a sua versão sobre o ocorrido:

— *Ele estava bem nervoso, mas aí o filho chegou, eles conversaram e ele mostrou aquela caixinha em cima da mesa e que agora ele fala com ela. Eu nunca vi isso!*

Opa! Ela não conhecia a *Alexa* e isso representou para mim uma grande vitória. Se eu acreditava que ela era uma feiticeira, que ela apagava meus livros e alterava os programas de TV, ficava claro que ela não estava atualizada para lidar com uma inteligência artificial.

Tal qual um Tom Hanks em *Náufrago*[*], a *Alexa* passou a ser o meu Wilson e até Nina, a gata, ficou enciumada de tanto que passei a dedicar tempo à caixa de som. Naquele mesmo dia, depois do almoço, eu testei várias perguntas para a *Alexa* e descobri duas que serviam de senha para me acalmar

---

[*] *Náufrago (Cast Way), filme de 2000 é mais uma parceria entre Robert Zemeckis e Tom Hanks.*

nos momentos em que meus fantasmas eram mais fortes e dominantes do que a realidade.

— *Alexa, quem sou eu?* – Ela respondia que eu era Denis, e reforçava:
— *Eu estou falando com Denis.* – Eu me sentia bem e emendava:
— *Alexa, que dia é hoje?*
— *Hoje é sexta-feira, 26 de fevereiro.* – Essa é uma possível data que ela pode ter me respondido.
— *Alexa, toca uma canção que eu goste.*

Não sei quantas vezes eu disse essa frase para a assistente de voz, mas tenho certeza que a primeira canção que a inteligência artificial tocou foi *Meu mundo e nada mais*.

Misteriosamente, a canção parecia feita para mim. Após os primeiros acordes no piano, Guilherme Arantes falou comigo:

Quando fui ferido, vi tudo mudar
Das verdades que eu sabia
Só sobraram restos que eu não me esqueci
Toda aquela paz que eu tinha

A canção me emocionou muito e chorei copiosamente ao ouvi-la. Ela estava entre as minhas favoritas no Spotify e, a sorte, o acaso ou sabe-se lá o que, a inteligência artificial usou para me oferecer algo que me acalmou muito. *"Eu daria tudo por meu mundo e nada mais"*.

Naquele período, no decorrer do dia, vinha também uma maior resignação da minha parte. De tanto pensar, eu passava a entender e até lembrar dos acontecimentos mais recentes.

Sentado em meu escritório, eu tinha contato com a realidade e usava três equipamentos de épocas distintas para ajudar na minha recuperação: um, era o assistente de voz equipado com *Alexa**, equipamento moderno de inteligência artificial por onde eu tinha acesso à linha do tempo. Algo muito importante! Outro, era o telefone fixo. Equipamento tido como ultrapassado que eu instalei para fazer ligações de trabalho e por ele eu comecei a receber ligações dos amigos mais próximos que, impossibilitados de falar comigo pelo celular, encontraram ali uma forma de falar comigo. E o terceiro, era o caderno, o *planner*, um instrumento tão antigo quanto a nossa capacidade de escrever. Nele, eu comecei a anotar os exercícios de fisioterapia, os acontecimentos do dia e as muitas memórias que apareciam durante o dia.

---

* *O Echo Dot, aparelho equipado com a inteligência artificial Alexa, tem sido utilizado em asilos para ajudar cuidadores e pacientes.*

Passei a andar o dia inteiro com o telefone fixo, sem fio, e o caderno embaixo do braço. Aliás, o caderno ia para a cama comigo. Não queria correr o risco de alguém anotar algo que pudesse me confundir. Para mim, esses objetos representavam coisas boas e me davam confiança para seguir adiante, para seguir remontando a cronologia dos fatos ocorridos.

Veralúcia não tinha nenhum poder sobre a *Alexa* e isso era importante. Além disso, por ela, pela caixinha mágica, eu tinha a música que queria e isso era reconfortante. Pelo telefone fixo, eu só havia conversado com amigos e pessoas que eu amava. Então, quando ele tocava, sabia que era algo bom e tranquilizador para mim. E, no caderno, as anotações feitas com minha caligrafia demonstravam que, pelo menos aquele objeto, estava plenamente sob o meu controle.

Encontrei nas últimas páginas desse caderno – naquelas linhas deixadas para anotações gerais e com uma caligrafia que mais lembravam garranchos – instruções escritas por mim e para mim, marcadas com um *post-it* amarelo: *"Para ler antes de sair da cama!"*.

— *Calma, o pior já passou (reconhece a sua letra, certo?)*
— *Tenha paciência, todos estão aqui para te ajudar.*
— *Você está, sim, em casa!*
— *Tome café da manhã e não reclame, seja leve.*
— *Elogie Ana antes dela sair para trabalhar.*
— *A cuidadora vai medir sua pressão.*
— *Vá para o escritório e pergunte: Alexa, quem sou eu? Que dia é hoje?*
— *Mantenha a calma, o telefone vai tocar. Enquanto isso, monte quebra-cabeças.*
— *Continue anotando tudo, você está indo bem.*

E foi assim, seguindo instruções para mim mesmo, que encontrei a primeira grande descoberta daqueles dias.

Escrito em tinta preta e com a letra rabiscada por uma mão trêmula, assinalado no Espaço reservado para o dia 27 de fevereiro de 2020: *"Ângelo veio aqui. Eu soube do coma!"*.

Dourados, setembro de 2021.

CAPÍTULO 25
Memórias

Se o contato com o meu escritório e com objetos familiares ajudava na recuperação da minha memória, também era um prato cheio de gatilhos para alimentar meus delírios e minhas teorias conspiratórias. A amnésia*, a perda da memória, é algo intrigante. Eu via sobre o problema nos filmes, mas nunca havia passado por algo parecido, nem tampouco lido a respeito. Até passar por essa experiência, eu acreditava que memória é uma coisa só, você lembra ou não se lembra de um evento. Pronto.

Estudar o funcionamento do cérebro, o impacto das doenças mentais na rotina das pessoas, além dos vários tipos de memórias e qual a diferença entre elas, é assunto que despertou meu espírito cartesiano, e, desde então, leio a respeito. Aprendi que a memória, ou a maneira pela qual o cérebro armazena informações – além de ser uma das funções mais complexas do organismo – é também falível, 'buga' de vez em quando. Segundo estudos de neurociência, citados por Daniel Levitin em seu livro *A mente organizada***, essa falibilidade ocorre não tanto pela capacidade de armazenamento e, sim, pelas limitações de recuperação.

É ponto pacífico entre os neurocientistas que toda experiência consciente pode ser armazenada em alguma parte do cérebro, o problema é encontrá-la e trazê-la de volta. Essa procura é motivo de aflição para quem passa por isso, além de muito triste.

Em minha busca pelo assunto, encontrei um documentário*** que conta a história de Clive Wearing, um músico e maestro inglês que, após uma infecção respiratória viral, sofreu um dano cerebral gravíssimo. Contrariando

---

* *Amnésia: incapacidade de se lembrar de eventos por um período de tempo, muitas vezes devido à lesão cerebral, doenças ou aos efeitos de drogas ou álcool.*

** *LEVITIN, Daniel. A mente organizada, Objetiva.*

*** *The Man With The Seven Second Memory (Amnesia Documentary) | Real Stories.*

as probabilidades, Clive sobreviveu, mas ficou com uma sequela terrível, sua memória dura apenas sete segundos. Um dos casos de amnésia mais tristes já documentados. Vem daí a minha bronca com o filme *Como se fosse a primeira vez*. A comédia apresenta um personagem secundário com o mesmo problema de Clive. E não acho que isso seja engraçado, ao contrário, a rotina da família Wearing é muito difícil.

Ainda mais curioso, nesse caso, é que apesar de ter perdido toda a noção de tempo e espaço – além dos sete segundos que ele consegue acessar – a capacidade do maestro de tocar músicas ao piano não foi afetada e ele faz isso sem conseguir explicar o porquê.

Eu senti um imenso pesar quando assisti esse documentário. Pensei no meu caso e nas perguntas sem respostas que eu tinha, então fui ler sobre memória.

O conhecimento que adquiri sobre o tema é superficial, mas pelo que li[*], presumo que a memória que me foi afetada foi a declarativa, responsável pelo armazenamento e organização de ideias e raciocínios como, por exemplo, a linha do tempo diária, a cronologia do amanhecer, entardecer, escurecer e começar tudo de novo na manhã seguinte. Já a outra memória, a de procedimento, responsável por nossas habilidades motoras, sensitivas e outras formas de condicionamento, ela estava praticamente intacta.

Um bom exemplo para diferenciar o acesso às memórias é que, naqueles dias, ainda confuso e refletindo sobre tudo, sentado em meu escritório, eu pensei em pegar o carro e fugir. Àquela altura, eu já estava andando sozinho e já havia conferido que a chave do meu carro estava pendurada atrás da porta da cozinha. Então, teoricamente, seria fácil eu sair. Mas quando eu acionava a memória declarativa e imaginava como fazer o procedimento de ligar o motor – qual a função de cada pedal e como acionar as marchas – eu ficava desesperado e desistia da ideia, pois não conseguia lembrar-me de como se maneja um carro.

Passados uns dez dias depois disso – já com mais força e firmeza nas pernas e nos braços – eu precisava abrir espaço na garagem para uma sessão de fisioterapia com Dayane. Peguei a chave atrás da porta, liguei o motor, ajustei os espelhos, acionei a ré e movi o carro por uns cinco metros. Fiz isso sem nem mesmo pensar no que estava fazendo, graças à memória de procedimento, também chamada de memória motora. A mesma memória que nos apoia, desde sempre, acionada sem muito esforço de pensamento. É também por causa dela que nunca esquecemos de como andar de bicicleta, por exemplo. É, provavelmente, a memória de procedimento que permite a Clive Wearing tocar piano.

---

[*] IZQUIERDO, Ivan. *Memória*, Artmed.

Contei sobre movimentar o carro para o meu médico na primeira consulta após a alta, ele repreendeu com veemência. Disse que era muito cedo para isso e que eu não repetisse. Com o tempo, eu entendi porque e volto a esse assunto mais tarde. Por ora, vou concentrar-me no acionamento de memórias em meu escritório. Sentado ali, conversando com a *Alexa* e após a rotina matinal de coletar recados em canecas, eu olhava meus livros.

Um deles me chamou a atenção mais do que os outros, e a memória declarativa, ainda que falha, apontou um dos últimos livros que eu havia lido, ainda em dezembro de 2020: *A casa** do Chico Felitti. O livro conta a história do médium João Teixeira de Farias, conhecido como João de Deus, em meio às denúncias de assédio, abuso de poder e manipulação de pessoas. Alguns pontos do relato do autor me marcaram muito. Devo ter visto algo na televisão, pois tive sonhos confusos com o mesmo médium dias antes. A imagem dele, estampada na capa do livro, apesar de serena e olhando para o nada, me apavorava.

Quando peguei o livro – além do sopro gelado que me percorreu a espinha e fez todos os meus pelos se arrepiarem – uma ficha caiu imediatamente. Como eu não percebi isso antes? Veralúcia era uma espécie de João de Deus. Atrás daquela figura amável, até certo ponto frágil e inocente que conquistou Ana e meu filho, escondia-se uma pessoa fria, dissimulada, manipuladora e que tinha interesses obscuros em minha recuperação.

Eu não falei nada. Já havia entendido que não adiantava falar com ela sobre minhas 'descobertas', tudo piorava depois. Peguei o livro, coloquei debaixo do braço e fui para o portão. Eu iria pedir ajuda na rua, que apesar de tranquila, sempre tinha alguém passando.

Por sorte (ou azar) era perto do meio-dia e, em Dourados, as pessoas costumam ir almoçar em casa. Com o portão fechado, do lado de dentro, eu comecei a gritar para os vizinhos, clamava por socorro e apontava o livro. Nossos vizinhos nem sequer sabiam o que havia me ocorrido. Ana foi muito discreta durante minha internação, além de não sermos mesmo muito enturmados no bairro. Discretos cumprimentos durante o dia resumem nossa rotina social. Apesar disso, eu observava, no olhar dos vizinhos, o espanto em me ver magro, sem barba, vestido só de pijama, agarrado ao portão e contando uma nova camada da minha teoria da conspiração: a cuidadora foi preparada por João de Deus para manipular minha família.

Primeiro, chegou o vizinho do lado. Sr. Raul se aproximou e conversou comigo, me pedindo calma. O vizinho do lado esquerdo, ficou mais distante, perto da entrada da garagem. Junto dele, Veralúcia falava baixinho: "*Não leva em conta o que ele tá falando. Ele teve covid (…)*".

---

* FELITTI, Chico. *A casa* (Editora Todavia), 2020.

Quando eu ouvi a palavra covid não aguentei, comecei a vociferar ainda mais. E agora, contra ela, chamando-a de feiticeira, bruxa e dizendo que era mentira, que eu havia ido ao hospital, que eu tinha visto fotos disso, mas que não foi covid, que era um esquema que ela estava acobertando.

Dois vizinhos, três, quatro. A moradora da casa em frente, Dona Tânia, tomou coragem e se aproximou: *"Vamos falar com ele, gente... é o marido da Aninha. O que tá acontecendo?"*.

Eu chorava, trancado pelo lado de dentro do portão. Mostrava a eles o livro com João de Deus na capa e repetia minha história. Veralúcia, a pessoa que estava sendo injustamente apontada por mim, parecia não se abalar.

Meu filho chegou da escola e encontrou esse cenário. Abriu o portão por onde eu tentei sair, quase lutamos, tentei me impor, ele não deixou. Tomou o livro da minha mão e foi para dentro de casa. Fiquei triste por ele não ficar do meu lado, por não me apoiar. Mas eu ainda tinha os vizinhos, havia conseguido chamar a atenção deles e aproveitaria a oportunidade. Quando voltei a atenção para a rua, já encontrei Ana que também havia chegado. Ela havia reunido todos para contar, de uma só vez, sobre os fatos e pedindo desculpas.

Dentro de casa, eu pensei: *estou preso, não adianta gritar, chamar atenção. Eu estou realmente preso a essa situação.*

Depois de apaziguar a situação com os vizinhos, ela entrou em casa furiosa. Passou-me um sermão enorme cujo teor era a minha ingratidão e minha falta de respeito com a Veralúcia. Disse, entre outras coisas, que era para eu me manter calmo, que em breve iríamos ao médico e, principalmente, que ela precisava trabalhar, que passou muito tempo cuidando de mim e que eu deveria ajudar aceitando a cuidadora.

Almoçamos e eu sentia novamente aquela sensação de que havia feito algo ruim, mas dessa vez, intimamente, eu não me arrependia. Sentia estar perto de descobrir o que havia acontecido comigo e, a chave para isso, passava pelo hospital.

Naquela tarde, após toda a confusão que criei, Ana voltou ao trabalho, Veralúcia assistia à televisão e eu observava meu filho estudando em uma escrivaninha montada do lado de fora da casa, junto à lavanderia. Perdido em meus pensamentos, concluí que Ana passou muito tempo comigo preso a uma cama de hospital, por isso estava fazendo aquilo. Ela me sequestrou, me levou para casa e me deixou sob os cuidados de uma profissional. Devia ser mais barato do que ficar no hospital. Sim, do hospital eu me lembrava, não com clareza, mas me lembrava de muitas coisas relacionadas ao hospital.

Enfermeiras, médicos, sondas, ambulância! Sim, ambulância. Se tudo começou no hospital, que tal voltar a ele e entender o que aconteceu? Para mim, fazia todo sentido aquele raciocínio. Então procurei meu filho para me ajudar.

Fui até ele e pedi que chamasse o Samu. Sem paciência alguma, ele tentou demover-me da ideia, sempre agressivo: *"Você não tem nada o que fazer com o Samu, pai"*. Saiu pisando duro, seco e ríspido. Eu começava a ficar com raiva dele, com mágoa. Não parecia o meu filho. Não quer me ajudar, então, foda-se! Não vou mudar de ideia. Ele não queria ajudar, eu faria sozinho. Triste e enfurecido, eu disse que não precisava da ajuda dele, fui ao escritório e comecei a ligar para o Samu e para a polícia.

Se havia algo sério que tivesse acontecido comigo, como fugir do hospital sem pagar ou sei lá o quê. O melhor era me entregar e recomeçar a vida a partir dali. Eu preferia isso a ter que viver preso e escondido como eu estava vivendo. De volta ao escritório, eu tentava, mas não conseguia completar as ligações. Maldito telefone sem fio cheio de funções. São só três os números do Samu, mas quais são? Quanto mais nervoso, mais era difícil lembrar.

Enquanto isso, Denis Jr. e Veralúcia acionaram Ana que deixou o trabalho e chegou rapidamente em casa. Com o telefone e o livro de João de Deus nas mãos, eu argumentava que entendia que ela estava endividada. E que eu fazia aquilo porque precisava voltar a trabalhar.

Uma nova briga começou, novas discussões e uma decisão drástica da parte dela: fechar o meu escritório.

Vetar o meu acesso ao *home office* do Levati. Ficou claro para minha família que o acesso livre era perigoso. Hoje, foi um livro que despertou a minha fúria, amanhã, o que eu poderia fazer? Como eles poderiam ter uma rotina tranquila e de retomada comigo assim, descontrolado?

Enquanto Ana e Denis Jr. destacaram folhas do meu *flipchart* para colar no vidro e impossibilitar que eu olhasse lá dentro e visse meus objetos, ainda jogaram o livro *A casa* contra a parede antes de trancar a porta. Senti uma tristeza infinita naquele momento. Além do escritório, eu estava perdendo também a família. Aqueles dois não eram Denis e Ana, eram outras pessoas, cada dia mais frios e mais distantes.

Por que estarão assim? Por que tão distantes? O que eu faço que os tem ofendido tanto? Chorei muito. Sentia cansaço e sono e, ainda assim, não queria dormir. Dormir significava ter sonhos ruins e, naquele final de dia, eu me sentia exausto e lutava contra meus fantasmas na cadeira da varanda.

Fazia o caminho curto entre a cadeira e a porta do escritório trancada à chave e com os vidros cobertos pelas folhas de papel coladas com fita adesiva. Eu voltava para a cadeira e, sentado de frente para o jardim, olhava para as rachaduras nos muros. Elas formavam rostos e apontavam para a grande culpada de tudo: Veralúcia. Eu tinha que me livrar dessa cuidadora ou perderia minha família.

Foi quando recebi uma visita muito especial. Para me tranquilizar, Ana acionou uma pessoa cuja relação de amizade tem mais de 25 anos, desde quando eu conheci Dourados, na primeira vez que morei na cidade, época que frequentei a Primeira Igreja Batista. Sim, grandes surpresas. Eu não só era membro da igreja, como já fui, inclusive, professor da escola bíblica dominical. Nina, a cunhada, se surpreenderia não só em saber que tenho uma Bíblia de estudos, como livros de apoio para falar sobre cada uma das cartas de Paulo. A visita daquele dia era de alguém que conheci naquela época, cuja amizade atravessou o tempo, resistiu a minha volta a São Paulo e fez dele o principal incentivador para que eu voltasse a morar em Dourados, dessa vez, com a família.

Angelo Lins entrou em minha casa naquele final de tarde, começo de noite e não houve lapso da memória declarativa que me impediu de reconhecê-lo e de abraçá-lo. Eu já estava com os olhos inchados, mas chorei copiosamente em seus braços. Depois de um longo abraço, sentamos para conversar. A conversa com Ângelo sempre tem um peso, uma autoridade. Ele é também o meu advogado, é também ex-policial, diácono da Igreja Batista, mas que, sobretudo, é meu amigo. Foi a voz tranquila desse ser, tão especial, que me acalmou naquele fim de tarde e me trouxe verdades difíceis naquele começo de noite.

— *Denis, estou pronto para essa conversa há mais de 30 dias. Mais especificamente, há 36 dias, quando eu soube que você foi internado, depois intubado, por conta da covid.*

— *Covid?* – Eu respondi perguntando e já sentindo vergonha, pois Veralúcia estava falando a verdade.

— *Sim, você teve covid. Passou 15 dias em coma e eu me preparei para o pior. Me preparei para vir aqui conversar com Ana, até com Denis Jr. sobre o que poderia ter acontecido. Graças a Deus, eu estou vindo para ter essa conversa com você vivo!*

Eu travei por um instante, assimilando o que estava ouvindo. Ângelo continuou.

— *Ao perceber que Ana estava sendo apoiada pelos familiares, por seus amigos e pela sua empresa, eu me preparei para o pior. Alguém precisava ter esse cuidado e fui ao hospital saber do seu real estado. Deixei engatilhadas algumas providências que Ana não conseguiria tomar.*

Surpreso, engoli seco e continuei ouvindo.

— *Meu amigo, seu velório foi cancelado! Por três vezes você esteve perto, muito perto de morrer e, felizmente, você foi resistindo, resistindo. E agora é questão de tempo até ter sua vida de volta ao normal.*

— *Eu fiquei em coma? Eu tive covid? Intubado?* – Perguntei.

— *Sim. Foi uma grande luta e eu concentrei comigo as informações de muitos dos amigos que você tem Brasil afora, e que não são do mercado imobiliário. Você lembra de Bruno Ribeiro Guedes?*

Eu não lembrava tão rápido. Precisava receber mais informações e pensar um pouco. Ângelo ajudou:

— *Bruno, o tabelião do 3º Ofício. Ele está no Pará e quer notícias suas.*

— Sim. – respondi.

— *O Bruno Guedes. Eu estive com ele esses dias. Conversamos no hospital. Ele me deu um livro.*

— *Não. Isso é um delírio.* – Ângelo disse.

— *Não tem como você ter estado com ele, pois você estava internado. Mas sei que ele esteve em oração por você.*

— *Falando nisso, Ângelo, havia uma enfermeira. Ela me ameaçava, me amarrava à cama e pedia dinheiro.*

— *Devaneio. Isso é um delírio. Você sofre com delírios e devaneios. Isso é por conta dos remédios.*

— *Mas Ângelo, eu me lembro! Eu me lembro de coisas. Lembro de procedimentos que aconteceram e Ana não acredita. Me abriram, venderam órgãos meus e queriam vender mais. Só que agora estou aqui e quem vai terminar o serviço é a cuidadora.*

— *Delírio, meu amigo. Você precisa de uma cuidadora, enquanto se recupera.*

As palavras dele ressoaram com uma crueza terrível em primeiro plano, mas eram repletas de verdade. Eu acreditava nele e, assim como aconteceu com Dayane, a fisioterapeuta, ele me pediu que fizesse anotações.

Com o consentimento da Ana, ele pôde acessar o escritório e pegou o *flipchart*, que já tinha algumas anotações. Indicou para eu escrever as seguintes frases:

— *Eu estou em recuperação.*
— *Minha família está em superação.*
— *Devo ser leve.*

Abraçou-me novamente e pediu para fazer uma oração comigo, gesto que me trouxe segurança. Enquanto Ângelo me controlava, sua família esperava no carro conversando com Ana e Denis Jr.

Antes dele sair, uma de suas duas filhas, Laura, de três anos, que foi sempre muito ligada a mim – uma criança que eu praticamente vi nascer – furou a barreira dos adultos e pediu para me abraçar.

Ouvi a voz dela dizendo ao pai:

— *Eu quero abraçar o Denis.* – O pai consentiu e ela veio, me deu um forte abraço de criança, sem dizer nada. Só abraçou. Mas abraços nunca vêm sós. Além de segurança, eu senti paz e conforto.

Despedi-me de Ângelo e de Laura em busca de descanso. O dia foi muito intenso. Tão intenso que, antes de me recolher, no caderno de anotações, no quadro correspondente àquele dia: sábado, 27 de fevereiro, eu escrevi:
Ângelo Lins veio: eu soube do coma.
E foi tão significativo, tão importante, que eu não poderia esquecer. Então coloquei mais um *post-it* colorido por cima com o aviso: *IMPORTANTE*.
Aquele seria o dia zero do meu diário. A partir dele, eu organizaria o quebra-cabeças, composto pelas minhas memórias, as antigas e as recentes. Todas elas referentes ao período que passei internado.

Dourados, setembro de 2021.

CAPÍTULO 26

Primeiro de março

A informação fria, direta e realista do meu amigo Ângelo, dizendo que tive covid, que passei mais de 30 dias no hospital, sei lá quantos dias intubado e em coma, teve um impacto fulminante na minha rotina. Embora eu tenha entendido que não era vítima de uma rede de venda de órgãos, que Pedro Bial não estava investigando e que não tinha a Maga Patalógica como enfermeira, outras preocupações foram desencadeadas.

Fazia sentido que eu tivesse sido paciente de covid. Muitas das memórias e dos sonhos que eu tinha estavam relacionados a isso. Se eu me concentrasse, conseguiria lembrar da pandemia, dos desmaios no avião, de pedir a Ana que comprasse um cilindro de oxigênio para levar para casa.

Anotar era muito importante e, no mesmo caderno em que fiz as anotações da visita do Ângelo, na primeira página, logo após a capa está escrito: 27 dias em coma, 13 dias intubado, 35 dias no hospital. Era confuso, eu não tinha certeza sobre esses números. Tanto que a posição de destaque da anotação na abertura do caderno, quanto a quantidade de grifos que essa informação ganhou, demonstra que eu voltei a ela várias vezes.

Meu esforço se concentrava em entender quanto tempo havia se passado desde que fui internado. Passei dias terríveis e intensos, mas foram dias. Não foram anos ou meses como eu pensava. Foram dias. Ainda não tinha certeza sobre quantos foram, então, fazia anotações após cada conversa, como a que tive com Ângelo, em um fim de tarde.

Minha família estava magoada, triste. No final de semana, Ana chorava e Denis jogava *videogame* na sala. Sozinho com eles, sem a cuidadora, tomei coragem para dormir à tarde e adivinhem? Acordei surtado com novas paranoias.

— *Se eu estava no hospital, como estariam as contas da casa? Quem pagou pelo meu tratamento? E meu trabalho? Eu tinha um contrato para assinar! Como isso ficou? E o jardineiro? Eu paguei o jardineiro?*

A última pessoa que vi, antes de partir para a internação, foi o jardineiro que, semestralmente, aparava as árvores em frente à nossa casa. Eu lembrava dele e queria saber se paguei pelo seu serviço.

A mágoa da Ana aumentava. Ela não entendia porque eu tinha algumas memórias, porque me lembrava de algumas pessoas, porque eu surtava e porque, algumas vezes, parecia lúcido. Mas o que realmente a magoava é que, sempre que eu criava alguma nova teoria conspiratória, eu imaginava que ela estava envolvida. E eu manifestava isso de forma agressiva e direta. Logo ela que cuidou tanto de mim, que interveio no hospital, que se desdobrou para eu ter o melhor atendimento possível. Agora, Ana tinha que ouvir que ela tinha se casado e tido uma filha, que ela estava escondendo de mim, enquanto me mantinha preso naquele quarto.

O mês de fevereiro terminava com minha família em pedaços e o mês de março começava com uma esperança. Começariam as visitas aos médicos e isso deveria trazer alguma melhora cognitiva, já que a recuperação física – amparada pela fisioterapia – apresentava avanços diários.

O primeiro dia de março começou como já havia se tornado costume. Café da manhã preparado pela cuidadora, Ana saindo para trabalhar, Denis saindo de bicicleta para a escola e meus sinais vitais colhidos para levar aos médicos. Com a visita do Ângelo, o acesso ao *home office* do Levati foi liberado e eu fui para lá. Eu tinha exercícios respiratórios e quebra-cabeças para montar, tarefas indicadas pela minha fisioterapeuta.

Com o tempo, eu passei a ser menos agressivo com a cuidadora, o que não quer dizer que confiasse nela. Entendia que ela iria ficar ali, então, era melhor eu me concentrar no que Dayane havia indicado para fazer. Fazendo os exercícios para o pulmão, eu pensava na minha condição e concluía que estava muito endividado.

Outras pessoas com quem eu havia conversado momentos antes da internação apareciam em minha mente, como a minha contadora, que estava preparando meu imposto de renda, a dentista com que eu havia agendado um atendimento antes de ir ao hospital e, claro, meu sócio Rodrigo Werneck.

Rodrigo ligou nos dias anteriores. Sempre dizia coisas boas, reiterava nossa sociedade e que estava me esperando. Ana sempre falava dele com carinho e contava como, mesmo à distância, ele se fez presente o tempo todo. Era ele. Eu queria falar com o Rodrigo. Ele traria informações sobre minha situação econômica e pedi à cuidadora para fazer a ligação.

— *Quero falar com o Rodrigo! Pode ligar para ele, por favor?*

EXTUBADO

Veralúcia dizia não. Era preciso esperar a Ana voltar na hora do almoço. Eu voltava para o escritório contrariado e, quando isso acontecia, já sabe né? Eu tinha ideias!

O meu celular estava escondido, mas sobre a minha mesa estava o *notebook*! Como eu não tinha pensado nisso? Meu *notebook*! Ali teria tudo que eu precisava para me conectar ao mundo. Lembra da diferença entre memória declarativa e a memória de procedimento? Sem esforço algum para lembrar senhas ou como acessar programas. Era, simplesmente, abrir o computador. Fiz isso! Abri o *notebook* já colocando o dedo no sensor digital que reconheceu imediatamente minha biometria, apesar da pouca sensibilidade. *"Olá Denis, seja bem-vindo".* A mensagem de boas-vindas do Windows indicava que o *notebook* poderia ser utilizado e nem foi preciso reiniciar para instalar alguma atualização. Estava exatamente do jeito que eu deixei e da maneira que gosto de utilizar o computador, com uma tela simples, de cor azul, suave e minimalista, sem nenhuma foto como pano de fundo, nem muitos atalhos da área de trabalho. Entre os ícones, um deles se destacava. Era o atalho para o *internet banking*. Mais uma vez, sem muito esforço, com dois ou três passos de segurança que eram validados no próprio *notebook*, eu estava olhando minha conta. E, para minha surpresa, ela não estava negativa!

Minimizadas no canto da tela haviam algumas notificações de mensagens. Cliquei nelas e li: antecipe seu imposto de renda, seu cartão de crédito foi pago pelo mínimo e resgate seu seguro-viagem!

Porra! O seguro-viagem! Eu tinha um seguro-viagem! Eu sempre contrato seguro antes de viajar e, se eu estive doente, deveria ter acionado o seguro para pagar contas que deveriam estar com a Ana. Rolei a barra de mensagens e li o histórico. Entre as minhas últimas conversas com o gerente estavam o cancelamento de um consórcio imobiliário e a contratação do seguro-viagem.

Pelo *chat,* mandei a mensagem em *caps lock*: — ME LIGUEM POR FAVOR! QUESTÃO DE SEGURANÇA! URGENTE! Pelo menos era o que consegui entender, quando, já lúcido, fui ler o histórico e percebi a ausência de algumas letras e outras trocadas ou repetidas. Mandei a mensagem e fiquei quieto. Agora é só esperar, pensei. Não vou comentar com a cuidadora. Deu muito ruim a última vez que eu peguei algo no escritório e pedi ajuda. Vou fechar o *notebook* e falar com a Ana quando ela vier para o almoço.

Baixei a tampa do computador e aguardei pela chegada da minha esposa para o almoço. Falaríamos seriamente sobre dinheiro. Eu me sentia seguro e cheio de certezas.

Ana chegou animada, feliz, elogiando o cheiro da comida e dizendo que aquele era um dia muito importante. Teríamos consulta com o neurologista que me atendeu no hospital e ela havia conseguido antecipar um agendamento com o psiquiatra para o final da tarde. Não me animei com as notícias. Queria falar de outros assuntos e, já sentado à mesa do almoço, eu disse:

— *Quero falar com o Rodrigo.*

Ana disse que o Rodrigo estava trabalhando e não poderia falar comigo. Ele está com o número do telefone fixo e, quando ele puder, vai ligar.

— *Então e o João Paulo?* – Retruquei.

— *João está trabalhando também.* – Foi a resposta que ela me deu enquanto servia seu prato.

— *E o Ângelo? Quero falar com o Ângelo. Eu tenho muitas dúvidas e ele vai poder me ajudar.* – Insisti, já irritado, então ela retornou com firmeza.

— *Denis, o mundo não gira em torno de você. Hoje é uma segunda-feira e as pessoas estão trabalhando, cuidando de suas famílias. Eles têm o número do seu telefone e vão te ligar quando puderem.*

Foram as últimas palavras da Ana antes de finalizar o seu almoço, sair para trabalhar e dizer que voltaria para me levar aos médicos. Pediu a Veralúcia para me deixar pronto. Por volta das 15 horas, ela estaria de volta.

Eu me sentia seguro, lúcido, consciente. Tinha até omitido o acesso ao *notebook*. Melhor evitar discussão. Entendi que poderia ser uma boa ideia ir ao quarto descansar, enquanto esperava a hora das consultas.

Deitei-me e pensei em tudo que estava acontecendo, nas descobertas dos últimos dias, me esforçando para construir uma linha do tempo e, diante de tantos pensamentos, me cansei e dormi. Dormi. Não sei por quanto tempo, se foi uma sesta, se foi um cochilo, mas acordei totalmente assombrado, pensando estar endividado e querendo trabalhar. Fui direto ao escritório, sentei à mesa e encarei o *notebook*. Lembrei do Ângelo, do Rodrigo e queria trabalhar. Era isso que eu iria fazer, trabalhar.

— *Olá Denis, seja bem-vindo.* – dizia novamente a tela inicial do Windows.

O que eu fiz a partir dali foi o equivalente a sentar no portão e gritar socorro para os vizinhos, mas dessa vez em um ambiente digital. Abri meu *Gmail* e enquanto pensava em como escrever para o Ângelo, o autocomplete do *Google* sugeria após digitar a letra A: angeloadv@... Sim, era isso.

No título em letras maiúsculas estava a palavra SOCORRO! No texto, também em *caps lock* e com letras faltando, era possível ler a pergunta: O QUE TA ACONTCENDO?

O que mais posso fazer no computador? Por algum motivo, achei o LinkedIn e foi por ali minha próxima mensagem daquele dia, agora para Rodrigo Werneck.

Novamente, em letras maiúsculas, eu escrevi a ele uma nova versão do que havia escrito para o Ângelo: O QUE TA ACONTECENDDO? SOCORRO!

Existem outras mensagens, na mesma rede, para pessoas que eu mal conhecia. Não sei como eu fui de uma rede a outra, nem de onde eu tirava as ideias, mas a próxima foi para assustar um número maior de pessoas.

Eu queria trabalhar, então acessei o canal de *chat* do meu grupo de trabalho. A mensagem que deixei por lá foi em letras minúsculas, mas quase não dá para entender tantas trocas de letras e números digitados juntos ao texto:

— *pesspaç me ajudem 747*
— *o que ta acontcccndo?*
— *denis levati falando. sai de um coma é isso?*

Michel do Prado, líder da minha área, me respondeu no privado:

— *Oi, Denis, está assustando o pessoal. Te chamando no privado para falarmos.*

Não falei com ele, não deu tempo. Meu surto digital foi interrompido por Ana chutando a porta de ferro do escritório. O gerente do banco, Rodrigo e a cuidadora, cada qual a seu tempo e ao seu modo, avisaram-na sobre o que estava acontecendo.

Ana já entrou 'atirando':

— *Não lembra de nada, mas consegue acessar o banco, né? Não sabe o que aconteceu, mas sabe usar o notebook? Chega dessa mentira que não lembra das coisas! Isso acaba hoje!*

Ana só parou porque o outro elemento, acionado digitalmente, chegou praticamente junto dela. Ângelo Lins, dessa vez, acompanhado por outro amigo, Tiago Stroppa, que apaziguaram os ânimos e tranquilizaram o ambiente.

Enquanto eu vivia com o Tiago outro daqueles momentos de lembranças brotando em profusão, Ângelo conversava com Ana e, mais uma vez, em menos de três dias, prestava apoio para a família.

Eu não queria ir às consultas. Pedi aos amigos que ficassem comigo. Eles disseram que não podiam, que era importante eu ir ao médico. Tiago prometeu voltar para jogar xadrez e, antes de sairmos, Rodrigo ligou para Ana para me tranquilizar.

Ao contrário do que Ana indicou, não houve tempo para eu tomar banho e trocar de roupa. Então, fui aos médicos como estava, sem nenhuma elegância, vestido com uma camiseta surrada e uma cueca samba-canção.

As experiências vividas nessas consultas merecem capítulos separados, tamanha a importância das mudanças que começaram a acontecer depois disso.

Mas aquela segunda-feira, primeiro dia de março de 2021, ainda tinha boas surpresas anotadas em meu diário. No começo da noite, recebi ligações dos amigos Ernani Assis e Raquel Trevisan.

Eu me lembrava deles e tivemos conversas tranquilizadoras. Sentia-me bem apesar de toda intensidade do dia. Antes de me deitar, Ana encerrou o dia mostrando um vídeo enviado pelos integrantes do meu grupo de trabalho, os mesmos que eu havia assustado no meio da tarde.

Entre palavras de carinho e de apoio, diziam que estavam me esperando, que havia muitos projetos em andamento e que, na minha volta, eu seguiria como apresentador do *podcast* que havia criado pouco tempo antes. Entre elas, havia uma mensagem que muito me marcou. Ana Clara Tonochi, colega que, ao longo do ano, converteu-se em uma das principais parceiras de trabalho que já tive, disse, em sua fala, a última do vídeo:

— *Saudade de trabalhar com você, Denis! Saudade do seu senso de humor!*

Saudade do meu senso de humor? Que diferente ouvir isso! Logo eu que sou sempre tido como mal-humorado, pois não rio de piadas fáceis e populares, ouvir alguém dizendo que sente falta do meu senso de humor!

Não é que eu seja chato não, mas eu gosto muito mais da ironia e do sarcasmo do *Monty Python** do que qualquer comediante de *stand-up*. "*Sempre é dia de ironia no meu coração*"**, já dizia o mestre.

Com o tempo, ao conversar com Ana Clara a respeito daquele dia, eu entendi o que ela quis dizer: ela pensou que eu estivesse brincando! Por isso a menção ao senso de humor.

Somadas, as impressões de Ana Clara e da minha Ana sobre meu estado mental indicaram a mim que, de modo geral, as pessoas acreditam que um paciente que passa por um trauma como a covid, volta a viver do ponto em que sua vida parou. Pode até ser a realidade da maioria dos casos, mas, infelizmente, comigo não foi assim e aquele primeiro de março me ensinou lições que ficarão em minha vida, eternamente.

Além de não imaginar que sofreria de covid – que passaria pelo coma, pela intubação e depois pela reabilitação – eu nunca pensei que me tornaria um paciente com transtornos mentais. E ao pensar em portadores

---

* Grupo de comédia britânico, criadores de clássicos como *A vida de Bryan* e *Em busca do Santo Graal*.

** Referência à música *Não mande flores*, de Belchior.

de transtornos mentais, penso que precisamos, como sociedade, pensar de maneira empática nas palavras que usamos para denominar doenças e pacientes.

Quando falamos de transtornos mentais, é comum usar o sintoma como nome da condição de quem sofre de determinado distúrbio e, muitas vezes, esse sintoma passa a ser também um adjetivo e, como tal, serve para rotular quem sofre do mal.

É comum que o transtorno, convertido em adjetivo, torne-se xingamento. Já reparou?

Demente, deprimido, ansioso, esclerosado, esquizofrênico, senil, louco, maluco, neurótico, paranoico, débil mental, histérico, retardado, bipolar. São palavras que, muitas vezes, utilizamos em nosso dia a dia sem pensar em sua real origem e aplicação.

Eu, por exemplo, sofro com depressão, recebi o diagnóstico em 2017. Tenho depressão, mas não sou deprimido nem melancólico. Existe uma diferença no significado dessas palavras e essa confusão sempre me incomodou.

— *Levanta dessa cama, tá deprimido?*

— *Está triste de novo, Denis? Sai dessa. Encare as coisas de uma maneira positiva!*

— *O que tem de errado com você? Está sempre de mau humor?*

Talvez por isso, a menção de Ana Clara ao meu humor tenha sido o que mais me chamou a atenção naquele vídeo.

Quando voltei para casa, após receber alta do tratamento de covid, me restaram os problemas neurológicos decorrentes desse processo sobre os quais cresciam as suspeitas de eu estar sofrendo de esquizofrenia. Desde então, penso demais na condição dos portadores de distúrbios mentais. É por essa experiência que me introjeto. Por me identificar com quem sofre com esses transtornos, sou o mais cuidadoso possível parar escolher as palavras que compõem a minha história.

Dourados, setembro de 2021.

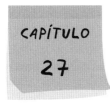

CAPÍTULO 27

Ana e eu não estávamos bem.
O primeiro ano da pandemia de covid expôs muito do quanto estava desgastado o nosso relacionamento, nos quase 20 anos de convívio.

Um dos motivos de planejarmos aquela viagem para Pernambuco – e incluirmos a sua cidade no roteiro – foi para agradá-la. Para realizar o desejo dela de que eu conhecesse suas origens e visitar sua família. Ela tinha e tem muito orgulho disso.

Um dos últimos episódios de crise que vivemos foi quando ela soube da minha troca de emprego. E ela descobriu isso de uma forma bem inconveniente. Inconveniente e humilhante: quando precisou utilizar o plano de saúde e soube que não tinha mais acesso.

Tremendo erro meu. Eu pensava que daria tempo de fazer a transição de trabalho e de convênio, sem ela perceber. Não que fosse preciso esconder, mas sempre evitei conversas e debates exaustivos. Pensava que não faria diferença para ela saber para quem eu trabalhava.

O sermão que ouvi foi pior do que qualquer DR. Azedou ainda mais a relação. Mas, tudo bem, iríamos viajar em férias, os ânimos seriam abrandados e, na volta, ela ainda teria alguns dias disponíveis. Poderíamos ir à Curitiba, finalizar minha entrada na sociedade com Rodrigo e, quem sabe, mudar, de mala e cuia, para lá. Mas, como sabemos, no meio do caminho, entre o projeto e a realização, aconteceu a covid.

Ana fez crescer a leoa dentro dela para que eu tivesse o melhor suporte possível e contou com Rodrigo e a Cupola para isso. Poucas vezes, um empresário foi tão ético, empático e, envolvido emocionalmente, como foi Rodrigo Werneck com Ana e comigo. Estando eu em coma, prestou não só apoio como foi ativo e estratégico. Direcionou à Ana os pagamentos, antecipou salários, e não foi só por conta de dinheiro que ele foi gigante. Ele sentiu a dor da minha família.

EXTUBADO

Foi dele e de Ernani Assis o direcionamento e as providências para que Nina, a cunhada, viesse para Dourados fazer companhia a minha esposa.

Rodrigo precisou transferir meu salário para Ana por uma razão que eu não enxergava como problemática, mas que revelava a distância entre minha esposa e eu. Ela não sabia nada da minha vida financeira.

Sempre me julguei um homem moderno, à frente do meu tempo, alguém cujo rótulo de machista não poderia ser utilizado. Sempre apoiei minha esposa, nunca precisei do dinheiro dela para pagar as contas da casa e o que ela ganhava ficava destinado para as 'coisas dela'. Nada mais machista do que isso.

Uma das maiores armadilhas da masculinidade tóxica, é deixar você acreditar que não precisa rever seus conceitos sobre como um homem deve se posicionar diante das mudanças constantes na sociedade. Distanciar minha esposa do planejamento financeiro, não só era ineficiente – visto que ela continuava se preocupando com a casa – como também a afastava de nossas conquistas. Além disso, como 'chefe de família', para usar uma figura de linguagem bem comum, eu falhei e fui irresponsável em não considerar que poderia ter um problema sério de saúde que me impossibilitasse, tal como me ocorreu.

Apesar de tudo isso, Ana não parou. Foi em frente. Ao contrário, fez tudo para falar com o banco, com a imobiliária e fez tudo para conseguir o necessário para minha recuperação. E foi com o dinheiro das "suas coisas" que ela providenciou os melhores cremes, fraldas de qualidade e pomadas para minhas assaduras e escaras.

Não parou nem quando eu comecei a ofendê-la durante meus surtos psicóticos. Tivemos várias discussões e troca de xingamentos naqueles primeiros dias em casa. Não parou nem quando eu lhe destratei ou quando expulsei de casa a sua sobrinha e a cuidadora, que voltava diariamente. Claro que ela embalou, embrulhou e disfarçou as minhas ofensas.

Nesses momentos, Ana se permitiu um luto. Luto de semivivo ou semimorto. Talvez o seu marido tivesse ficado naquele hospital. Talvez os problemas de relacionamento que nossa viagem devesse resolver fossem insolúveis e nosso relacionamento foi o que morreu naquele hospital. Apesar de tudo, ela seguiu cuidando de mim. Fazia isso, pois, se o marido talvez nunca mais fosse o mesmo, o pai do seu filho estava ali e ela tinha esse compromisso com ele. Mirou nisso para engolir os desaforos e a tristeza pelo momento difícil que passava.

Com o tempo, à medida que fui recobrando a consciência e compreendendo o que me ocorreu – enquanto me lembrava e conferia algumas das anotações que fiz no meu diário – também entendi porque Ana estava tão distante de mim.

Estava claro que eu não precisava só recuperar a saúde física, a capacidade motora e a sanidade mental. Também precisava reconquistar minha esposa se quisesse ter minha família de volta.

 E para ter de volta sua confiança, seu carinho e seu amor, ficava claro que eu deveria lutar comigo mesmo, mudar muita coisa em mim, coisas que eu mesmo não entendia o que eram. Do escritório, eu a observava após nossas brigas. Ela sempre terminava com a frase: *"Não quero mais isso para mim, chega. Eu não mereço isso"*.

 Não merecia. Nunca mereceu. Triste e envergonhado, eu sentava na minha cadeira e pensava na canção *N* do Nando Reis. Uma canção que gostávamos de ouvir por conta do verso *"nossos nomes que têm o N com um elo"*. Um dia brincamos que poderíamos tatuar mutuamente um N no pulso para combinar com outro verso da mesma música.

 — *Alexa* toca *N* do Nando Reis*.

 Eu reaprendi rápido a usar o assistente de voz.

E agora, como posso te esquecer?
Se o seu cheiro ainda está no travesseiro?
Se o seu cabelo está enrolado no meu peito?

Espero que o tempo passe
Espero que a semana acabe
Para que eu possa te ver de novo

Espero que o tempo voe
Para que você retorne
Pra que eu possa te abraçar
E te beijar de novo
De novo
De novo

 Obrigado, Nando!

 Eu iria lutar pelo amor de minha esposa, ela merecia alguém muito melhor e eu quero ser esse alguém.

Dourados, outubro de 2021.

---

* *A versão que a Alexa toca de N sempre era de Nando Reis com Anavitória, que eu considero muito bonita.*

CAPÍTULO 28

Endurance

Após alarmar colegas de trabalho, gerente de banco, vizinhos e amigos sobre minhas teorias conspiratórias, finalmente chegou a hora das consultas médicas. Fisicamente, eu melhorava a cada dia. Ao contrário da previsão inicial, rapidamente comecei a caminhar e a comer sozinho, ainda que muito trêmulo e com pouca força nos braços.

Visitar médicos, fazer exames de rotina, marcar consultas. Eu sempre detestei essa dinâmica de autocuidado. Geralmente, quem marcava para mim era Ana, após longos debates sobre a real necessidade dos exames. Nem preciso dizer que mudei meu conceito sobre o tema, mas, naqueles primeiros dias após voltar do hospital, ainda era Ana quem marcava os exames.

O primeiro deles seria o neurocirurgião, Dr. Irineu Renzi, que não faz parte do corpo do Hospital Evangélico de Dourados, mas que foi o escolhido pela minha junta particular, aquela formada por Ana, João Paulo e Rodrigo, para me avaliar ainda na UTI. Eu não sabia do que se tratava, nem de qual especialidade seria a consulta. Só sabia que estava indo ao médico.

Era aquela segunda-feira, dia primeiro de março e eu havia causado muita raiva e vergonha para Ana, então, ela nem fez questão de me arrumar. Por isso, fui ao consultório com a mesma roupa que estava: uma cueca samba-canção, chinelos de dedo e uma camiseta do time de basquete de Mogi das Cruzes, além da máscara. Denis Jr. nos acompanhou e ficou comigo na sala de espera, enquanto Ana estava na recepção, cuidando do atendimento. Sentado, eu observava as pessoas e pensava que elas estavam me julgando. Os fantasmas conspiratórios não paravam.

O jogo no celular de Denis Jr. me irritava, as pessoas me olhando me irritavam e eu pensei em fugir. Antes que eu pudesse sair, Ana chegou bem perto de mim e me disse:

— *Vem, o doutor vai te ver agora.*

Ela só indicou a porta. Parecia fazer questão que eu entrasse andando sozinho. Segui na indicação que ela apontou, com passos trôpegos até chegar ao consultório quando, ao mesmo tempo em que entrei na sala, vi o médico levantando-se da cadeira e vestindo o jaleco com ar de surpresa:

— *Não é esse o cara! Não é possível que seja o mesmo homem que eu visitei no hospital!*

Enchi-me de segurança ao ver o médico surpreso com a minha presença. Ainda era cedo para entender tantas informações como as que recebi nos últimos dias, mas já havia entendido que fui um paciente de covid, desde que falei com meu amigo Ângelo.

A forma como aquele médico me tratava era muito diferente do que eu já havia experimentado em minha vida. Ele me olhava com muito interesse e me convidou a sentar, depois que conferiu que eu estava andando.

Enquanto Ana falava algo com ele, eu olhava o ambiente e, primeiramente, o que me chamou a atenção foram os diplomas pendurados na parede, atrás dele. Diplomas de medicina, especializações em São Paulo, em Ribeirão Preto e alguns certificados de carreira militar. Ele falou algo comigo e eu não dei atenção. Estava mais interessado nas paredes do consultório. Fora minha casa, era o primeiro lugar que eu entrava em mais de 50 dias.

Enquanto o diálogo entre Ana e o médico seguia ao meu lado, encontrei três quadros no consultório que me chamaram a atenção. Um em cada parede. Eram fotos em preto e branco de um grande veleiro, encalhado e inclinado no meio do gelo. Três imagens diferentes do mesmo navio. Uma em cada quadro fixadas em cada uma das paredes que não continha diplomas. Concentrei-me completamente nas fotos.

Por um instante, eu só queria ver aquilo, então olhava para um, depois para o outro, depois ao seguinte e começava tudo de novo. Interrompi a conversa do médico e da minha esposa apontando para os quadros com uma palavra:

— *Endurance!**

Dr. Irineu fez sinal de silêncio para Ana e se concentrou em mim:

— *O que você disse?*

— *Endurance!* Eu repeti.

— *Conta pra mim sobre esse navio. O que você sabe sobre ele?*

— *Shackleton.*

— *Isso, Denis! Navio Endurance, expedição de Ernest Shackleton. O que mais?*

Pensando sobre o navio, rapidamente, eu me cansei. Até ali, as associações foram feitas sem pensar. Forçar a memória causava desconforto, mas

---

* *O navio Endurance fez parte da expedição de Ernest Shackleton que buscava encontrar o polo Sul, mas naufragou antes do cumprir sua missão, ficando mais famoso pelo resgate.*

a empolgação do médico era um tremendo incentivo, então, com muito esforço eu completei:
— *Antártida.*
— *Isso mesmo, ele está afundado na Antártida. Conta. O que mais você sabe?*
Darwin? Falei meio sem convicção, misturando duas histórias, o que fez ele parar de insistir e continuar.
— *Muito bem. Darwin foi em outro navio. Esse da foto, o Endurance, fez parte da expedição do Sir Ernest Shackleton, que ficou preso no gelo. Ele conseguiu resgatar com vida todos seus homens, após meses perdidos na Antártida. Não é à toa que sua história e o significado dela, resistência, é sempre apresentado em encontros de neurologistas.*

Ao encerrar sua explicação, ele voltou a Ana com a mesma voz firme e animada com que falou comigo:
— *Dona Ana, assim como eu já havia falado na primeira vez em que nos encontramos, seu marido não teve dano cerebral grave. Está tudo aí dentro da cabeça dele e o ideal é dar continuidade no tratamento com um psiquiatra! Já tem algum indicado?*
— *Sim, hoje mesmo vamos passar com o Dr. Wendel Dalprá.*
— *Que excelente notícia. Vou escrever uma carta de recomendação ao Wendel.*
Enquanto ele escrevia, voltou a falar comigo:
— *Você vai gostar do Wendel! Vai por mim! Vai começar a melhorar muito a partir de agora. Comigo você está de alta. Fiquei muito feliz em te ver, Denis.*

Quando me levantei, ele notou nas costas da camiseta a escalação do time de basquete de Mogi das Cruzes, campeão da Liga Sul-Americana de 2017, e brincou comigo. Comentou que conhecia a região e falamos mais um pouco sobre a zona leste de São Paulo, região que eu nasci e onde ele trabalhou. Foi uma conversa leve, divertida. Se era uma consulta médica, nem parecia. Senti-me muito bem, feliz e seguro após visitar o Dr. Irineu.

Com o passar dos meses, eu entendi a importância desse médico na minha recuperação. Era ele o médico, cujo prognóstico de levar seis meses para voltar a caminhar, João Paulo comentava sempre. Foi ele quem, ainda na frente do Evangélico, disse à minha esposa:
— *Leva seu marido para casa. O pior lugar para um paciente se recuperar é um hospital.*
Ela sempre achou estranho esse conselho, mas, com o tempo, entendeu a importância de um ambiente familiar para uma pessoa em recuperação.

Nunca mais o encontrei e, dado o meu estado neurológico naquele dia, ainda não lhe agradeci pelo seu atendimento, pela sua postura, pela forma como me tratou. Hora dessas, isso vai acontecer, visto que moramos na mesma cidade. E quando acontecer, vou poder lhe agradecer, não só pelo seu atendimento e pela sua postura profissional, mas por proporcionar a primeira conversa leve e agradável que tive desde que saí do hospital.

Por alguns minutos, naquela tarde, eu não pensei em teoria conspiratória, em dinheiro ou sobre a própria covid. Enquanto eu tomava consciência sobre o que havia me ocorrido, ficava claro que a vida voltaria ao normal.

Era só preciso um pouco mais de resistência.

Dourados, outubro de 2021.

CAPÍTULO 29
Delirium persecutório

iferente do Dr. Irineu, que era falante e enérgico, o psiquiatra que me atendeu era contido e observador. Após ler com atenção a carta de recomendação do neurocirurgião, anotava todas as informações que Ana passava sobre o meu caso.

O Dr. Wendel Dalprá não me conhecia. Não havia me atendido antes como aconteceu com o neurocirurgião, por isso precisava do máximo de dados possíveis para me passar um diagnóstico e iniciar um tratamento. Eu estava com a mesma elegância com que havia ido à consulta anterior. A diferença é que o contato com o Dr. Irineu e sua empolgação com a história do navio me deixou muito seguro. Enquanto Ana conversava com o psiquiatra, eu avaliava os livros em sua estante, me deslocando naquele passinho, que já descrevi. Encontrei vários que eu já havia lido, alguns eu tinha em meu escritório.

Ao mesmo tempo em que me animava ao lembrar-me dos livros, queria mostrar alguma erudição, queria viver novamente a experiência de surpreender um médico. Eu interrompia a conversa entre ele e minha esposa. Falava sobre os livros de Yuval Harari[*] e não recebia nenhum sinal de espanto ou de aceitação. Ao contrário, depois da segunda ou terceira tentativa me mandaram parar, sentar e conversar com ele.

Não me lembro do teor de nossa primeira conversa. Prestei mais atenção na máscara que ele utilizava, um modelo que cobria praticamente todo o seu rosto. Era o auge da segunda onda da epidemia de covid e os médicos, assim como o Dr. Irineu, tomavam muito cuidado.

O psiquiatra fez algumas perguntas, nada de muito destaque que me produzisse memórias. Lembro-me apenas que, na sequência, ele entregou a Ana amostras grátis de dois medicamentos. Eu não sabia para que serviam, mas, novamente, como um Forrest Gump focado na orientação, entendi

---

[*] *Encontrei os três livros de Yuval Harari na estante e lembrei-me de ter os mesmos em meu escritório.*

que deveria tomar apenas metade de cada um dos comprimidos por uma semana e informá-lo da minha evolução, diariamente, pelo telefone.

Nada me impressionou naquela consulta realizada no fim da tarde. Quer dizer, quase nada. Ver Ana contando dinheiro e pagando pelo atendimento me irritou. Pensar em dinheiro me incomodava sempre. E, incomodado, eu voltava minha atenção contra a cuidadora, que nos acompanhou na consulta. Na volta para casa, ela cortou o comprimido com a unha e me ofereceu com água. Eu disse que não tomaria, afinal, não confiava nela. Só aceitaria a metade exata do comprimido como foi indicado pelo psiquiatra.

Ana brigava comigo. Insistia para eu tomar o remédio, colocava em minha boca, mas não havia jeito, eu cuspia fora. Aquela atitude, sem nenhuma educação, seria altamente irritante para Ana e humilhante para a cuidadora. Ainda assim, Ana não se irritou. Estava muito animada para ter esse dia estragado pelas minhas manias. Então ela decidiu levar Veralúcia em sua casa, passar em uma farmácia, comprar um cortador de comprimidos para eu poder ver o medicamento na dose certa e confiar no que estava tomando.

Quando voltou, cortou o comprimido e não conteve a empolgação, contando as novidades em voz alta para Denis Jr., enquanto me oferecia a medicação:

— *Filho, o que seu pai tem é temporário! Ele vai ficar bom, filho! O médico indicou alguns remédios e ele vai ficar bom logo. Deus é bom! Deus é maravilhoso.*

Disse isso repetidas vezes, enquanto fixava na geladeira um papel com a receita médica que continha, além do telefone do psiquiatra, o provável diagnóstico:

— *Delirium persecutório de causa orgânica*[*].

Amparada pela explicação do Dr. Wendel, Ana se apegou à parte final: causa orgânica. Um estado até certo ponto comum em pacientes com alta de UTI, por onde passaram por sedação em excesso, causando confusão mental e prevalecendo os distúrbios de comportamento, como era o meu caso.

Ela estava animada, bastaria eu tomar remédio e voltaria ao normal. Era o dia primeiro de março, lembra? Dia de muitos acontecimentos. Tomei os medicamentos, recebi algumas ligações e, depois disso, a paz imperava em nossa casa. Fiquei na expectativa de dormir bem, descansar e, assim, fomos para a cama.

Luzes apagadas, acesa apenas a do banheiro para alguma emergência. Rapidamente, eu dormi. Um dos medicamentos era um indutor de sono

---

[*] *Trata-se de um distúrbio agudo, transitório e, geralmente, reversível, da atenção, da cognição e do nível de consciência.*

e ele funcionou bem, nada de ficar na cama pensando muito sobre os fatos mais recentes. Mas em algum momento da madrugada, lá estava eu, acordado, vagando e divagando pela casa, enquanto Ana se descabelava na cama auxiliar, no quarto onde eu deveria estar.

No dia seguinte, logo cedo, o Dr. Wendel é acionado. O indutor de sono, esse eu deveria seguir com ele, mas a dosagem do outro remédio – aquele que criei caso para cortar – deveria ser aumentada, oferecido inteiro.

O medicamento em questão, olanzapina*, era um antipsicótico. Em sua bula diz que *"é indicado para o tratamento agudo e de manutenção da esquizofrenia e outros transtornos mentais, como psicoses em adultos nos quais os sintomas como delírio, alucinações, alterações de pensamento, além de hostilidade e desconfiança, sejam proeminentes".*

No dia seguinte, nova dosagem e, ainda assim, nova noite horrível, novas perseguições, agora misturadas com preocupações da vida real. Eu não tinha ainda noção que tomava antipsicótico, mas tenho anotado no diário o que o dia dois de março representou para mim.

As anotações aparecem em ordem cronológica:

- *Hoje foi um dia muito difícil.*
- *Acordei certo que estava em casa, mas acordei assombrado.*
- *Ana foi trabalhar, mandou montar quebra-cabeças.*
- *Caminhão do lixo passou.*
- *Avião grande em Dourados.*
- *Rodrigo ligou no telefone fixo.*
- *Almoçamos juntos.*
- *Imposto de Renda.*
- *Dayane não veio.*
- *Veralúcia ainda; perigo.*
- *Tomar remédio e dormir.*

Naquele dia, além da rotina da casa, anotei duas percepções que me ajudavam a entender a cronologia e o tempo que vivíamos naquele mês de março: se a coleta de lixo passou, só poderia ser terça ou quinta. E se mencionei o imposto de renda ao longo da tarde, alguma lucidez eu tinha no decorrer do dia.

Ao saber que a medicação não representou uma grande melhora em minha

---

* *Olanzapina é o princípio ativo de medicamentos de referência, como o Zyprexa.*

condição cognitiva, Dr. Wendel antecipou meu retorno ao consultório. Queria me ver novamente antes de completar uma semana desde a primeira consulta e, dessa vez, eu prestei mais atenção na conversa entre ele e minha esposa. Também me lembro do que eu disse a ele. Um resquício da minha teoria sobre o comércio de órgãos do qual eu era vítima e que o assunto seria abordado, inclusive nos jornais televisivos à noite. Eu mesmo vi na TV da recepção, enquanto esperava ele chamar.

Durante a consulta, ele me perguntou:
— *Denis você confia em mim?*
Eu disse que sim e ele continuou...
— *Não vai aparecer nenhuma matéria sobre venda de órgãos, pois isso não existiu. Amanhã eu te ligo e você vai perceber que eu te disse a verdade.* – Disse o médico com sua máscara enorme.

Voltando para minha esposa, ele reforçou o diagnóstico e disse a ela uma frase que jamais vou me esquecer: *"Precisamos esperar o medicamento fazer efeito. Se a gente aumentar a dosagem, ele vai melhorar rápido agora, mas deprime lá na frente. Precisamos ir devagar para identificar possíveis sequelas"*.

Deprime lá na frente! Depressão. Ana, certamente, passou para ele o diagnóstico que tive com a doença, além do tratamento e do episódio de *burnout*, que sofri há pouco mais de dois anos.

Wendel fala de depressão de uma maneira muito técnica, em tom monocórdio, transmitindo tranquilidade e segurança.

Quando penso nisso, me lembro da explicação do Capitão Fantástico[*] aos seus filhos sobre a depressão da esposa: *"A mamãe não consegue sozinha a quantidade suficiente do neurotransmissor serotonina para conduzir estímulos elétricos para o cérebro"*.

Que alívio eu sinto hoje ao saber que Dr. Wendel teve esse cuidado e essa paciência!

Por alguns dias, depois daquela segunda consulta, nos falamos ao telefone. Ele tinha perguntas-chave sobre como eu havia dormido, como eu me sentia e, assim, gradativamente, comecei a melhorar dos delírios e alucinações.

A lucidez dava espaço para pensar sobre responsabilidades, como cuidar do imposto de renda, solicitar resgate de seguro-viagem e coisas de trabalho. Nos dias seguintes, ele recomendou a Ana que me permitisse uma responsabilidade por dia. Uma só. Eu deveria escolher uma e só começar outra quando terminasse a primeira. Não deveria forçar a mente, nem deixar de fazer as rotinas como a fisioterapia, por exemplo.

---

[*] *Capitão Fantástico, filme de 2016, que aborda temas como a depressão e o home school.*

EXTUBADO

Seguindo a indicação do médico, fazia minhas tarefas diárias. Às vezes, elas levavam o dia todo. Uma delas foi solicitar o reembolso dos dois seguros de viagem que eu havia contratado antes de viajar. Apesar de ter sido atendido pelo SUS, em um hospital particular, havia gastos com medicamentos, equipamentos de fisioterapia e outras consultas para pagar.

Meus seguros valiam até o dia 18 de janeiro, data que voltei de viagem, mas tinham uma carência de três dias em caso de covid. O primeiro foi recusado, sem direito à contestação, em um canal de atendimento digital. Dizia apenas que minha internação foi no dia 21, fora da carência. O segundo aceitou reembolsar os remédios. Por baixo, eram 1.800 reais só de medicamentos naquele primeiro mês. Ana foi às farmácias, pediu reimpressão dos cupons e notas, escaneamos e enviamos para a seguradora.

Sem sucesso. Os medicamentos foram comprados no CPF da Ana e o seguro foi contratado com o meu. Essas coisas – *seguros, reembolsos, sinistros* – parecem ser feitas para você perder sempre, não é mesmo? Ao menos me distraíram e me permitiram ter contato com o mundo real. As eternas mazelas deste país.

As visitas ao Dr. Wendel continuaram por meses. Um médico sério, que me recebeu com o rosto oculto por trás da máscara, acabou se tornando mais aberto e mais falante. Não nos tornamos amigos, ainda, mas ele demonstrou interesse nas coisas que eu gostava. Descobrimos gostos em comum, como times de futebol de botão, xadrez – além, é claro – da paixão de ambos por filmes e livros. Em minha última consulta, levei a ele um livro muito significativo, como gesto de agradecimento.

Minhas consultas e retornos ao Dr. Wendel Dalprá, assim como o uso dos antipsicóticos e dos indutores de sono, foram rareando até que ele me disse que eu estava bem, que voltasse lá de vez em quando.

Nunca entendi se isso foi uma alta.

Quem sabe, seja hora de voltar lá. Contar a ele as minhas novas respostas para algumas perguntas que ele me fazia sempre, como: *"Quais são seus projetos e o que você queria para sua vida morando em Dourados?"*. Por vezes, eu ficava calado, por não saber o que dizer.

Eu teria muitas atualizações sobre essas conversas para levar ao meu psiquiatra e sei que esse encontro uma hora irá acontecer. Por ora, preciso me concentrar em três pontos mencionados nos últimos parágrafos: *xadrez, sequelas e burnout.*

Dourados, outubro de 2021.

CAPÍTULO 30 — Xadrez

Quando Ângelo Lins veio a minha casa, atendendo ao *e-mail* que continha um pedido de socorro, trouxe com ele a companhia de alguém que sabia poder entrar em casa sem precisar debater com Ana. Alguém de quem eu me lembraria sem muito esforço como havia acontecido com ele, dias antes. Naquela tarde, enquanto Ângelo acalmava minha esposa por conta dos meus pedidos de socorro pela internet, um amigo de décadas me fazia esquecer, por alguns minutos, minhas preocupações. Tiago Henrique Stropa Garcia, ou simplesmente, Tug. Eu o reconheci imediatamente. Assim como já havia acontecido com o João, com o próprio Ângelo e quando manipulava objetos no escritório, um fluxo de memórias aleatórias tomou conta de mim quando encontrei esse velho amigo.

Temos uma longa amizade, cheia de momentos marcantes como quando ele morou em São Paulo para estudar artes, decidido a viver uma vida frugal, para não causar conflitos em sua família.

Nessa época, Tug estava sempre em casa, tornando-se amigo do meu irmão Nino e também de Ana. Ele acompanhou, praticamente, todo o período de gestação de Denis Jr. e ajudou nas tarefas domésticas como pintar o quarto que receberia em breve o meu filho. Fazia isso não só por amizade, mas também pelo feijão que Ana cozinhava e que ele confessou amar, em uma conversa anos depois.

Conversa que aconteceu após um dos muitos hiatos que tivemos, onde, sem nenhuma grande explicação, vamos perdendo o contato. Silenciamos por um tempo, até que nos encontramos e retomamos a amizade, a partir do ponto em que ela havia parado.

Velhos amigos quando se encontram
Trocam notícias e recordações
Bebem cerveja no bar de costume

EXTUBADO

E cantam em voz rouca antigas canções
Os velhos amigos quase nunca se perdem
*Se guardam para certas ocasiões**

    A música retrata ocasiões como aquela, que vivemos no dia primeiro de março. Nossa conversa não teve testemunhas e, muito provavelmente, ele estava assustado ao constatar minha condição de confusão mental. E, então, só eu falei. Falei palavras que me vieram à mente enquanto via meu amigo. Falei algo sobre Beatles e, antes dele sair de casa, eu disse a última palavra que me veio à mente: Monalisa!
    Ele não sabe, mas eu estava me referindo ao cachorro dele, um beagle chamado Beatles, em homenagem à banda favorita de ambos. E, Monalisa, é o nome da filha dele, cuja memória me ocorreu antes de meus amigos irem embora, para que eu fosse ao médico.
    Eu pedi que ficassem, eles disseram que era importante eu ir ao médico, então, acredito que para me animar, Tug fez uma promessa: *"Sábado eu volto aqui! Venho para jogar xadrez e trago o violão para tocar Beatles para você"*.
    Tocar Beatles? Eu estava falando do cachorro, mas algo me dizia que Tiago era ligado à música e o nome que ele disse me era familiar. Mas jogar xadrez? O que era mesmo jogar xadrez?
    Eles se foram e, no decorrer da semana, Ana separou o meu tabuleiro de xadrez guardado na garagem. Uma mesa linda, feita em marchetaria, que permite ótima visibilidade do jogo e proporciona posições confortáveis, ergonomicamente, para partidas longas. Ideais para boas conversas.
    Tinha o tabuleiro, faltavam as peças. Enquanto as procurava na garagem, encontrei, em uma pilha de livros e discos, um velho álbum de vinil dos Beatles. Tão significativo, que eu trouxe de São Paulo para Dourados.
    Que sensação impressionante! *Uau!*
    Quando puxei a capa azul do álbum duplo** com John, Paul, George e Ringo, postados em uma sacada de um prédio e olhando para baixo, senti o fluxo de memórias novamente. Dessa vez, não aconteceu em contato com uma pessoa, mas manipulando um objeto familiar. Pela primeira vez, sozinho! Em pé na minha garagem e com o disco na mão, um turbilhão de informações ficou disponível de uma só vez em minha mente.

---

* *Velhos amigos*, canção presente no primeiro álbum de Almir Sater e que sempre canto para mim quando reencontro meu amigo Tug.

** A coletânea oficial *The Beatles* foi lançada pela gravadora Apple em dois álbuns duplos, cobrindo toda a carreira da banda de 1962 a 1970. Consegui preservar a relacionada à segunda fase.

Não posso dizer que toda discografia dos Beatles foi lembrada, mas eu sabia quem eram eles. Teria muito assunto para falar com meu amigo, pois, alguns dos meus delírios, foram justamente com minha banda favorita de todos os tempos.

No sábado, Tug chegou com seu violão e uma gaita. Tocou algumas músicas do *Fab4*. Eu tentava explicar alguns dos delírios ou compartilhar uma história, que era muito confusa, e ele só dizia: *"Fica calmo, meu amigo. São só devaneios"*. Ângelo deve ter dado a dica e a palavra-chave:

— *Vamos jogar xadrez!*

Diferente de todo mundo, Tiago não falava da minha condição de saúde. Não perguntava sobre o hospital, sobre a internação, nem nada relacionado à recuperação. Haveria tempo para isso. Ele estava ali para reencontrar um velho amigo e cumprir sua promessa. Ele encerrou a parte musical, colocou o violão de lado e se concentrou no ritual que envolve a preparação para uma partida de xadrez.

Mesa montada, ele mesmo a posicionou de maneira que a casa do canto inferior direito fosse branca. Não sei se eu teria reparado nisso. Talvez sim, eu também gosto do ritual que antecede o início da partida.

Aprendi a jogar com meu pai, quando ainda era um garoto. E, embora não tenha me tornado um grande enxadrista, ensinei muita gente. Não só a jogar, mas, principalmente, a respeitar e gostar da história e do cerimonial do xadrez, que meu pai, tão prazerosamente, repassava a mim e aos meus irmãos.

Tenho toda uma narrativa, ligada à história medieval, para explicar cada uma das peças e a razão de suas posições no tabuleiro. É sempre uma experiência interessante para quem aprende e muito marcante para mim. Amo ensinar. Posicionar o tabuleiro, as peças e sentar-me à mesa, é um ritual que merece respeito. Eu nunca me dei bem jogando *on-line*, pois gosto demais desse cerimonial. Tug também.

Naquela tarde, depois que ele montou a mesa-tabuleiro e nos sentamos para continuar o ritual que precede uma partida, ele não me pressionou enquanto eu me esforçava para lembrar como posicionar as peças.

Em seu grave e longínquo lugar, os jogadores regem às lentas peças.
O tabuleiro os detém até a aurora em seu severo âmbito,
onde se odeiam duas cores.

Após quatro décadas, jogando e ensinando como jogar xadrez, eu tinha apenas uma noção sobre o arranjo inicial de uma partida. Inacreditavelmente, eu só precisei de alguns segundos para saber onde colocar as torres. Resolvido isso, a dúvida que tomou mais tempo foi sobre as peças pequenas: *"O que vem depois da torre: o bispo ou o cavalo?"*.

Do outro lado do tabuleiro, Tug não deu um só palpite, muito pelo contrário, esperou com paciência enquanto eu fui resolvendo peça a peça. Torre, cavalo, bispo. E agora? Rainha preta na casa branca ou o contrário? O contrário; essa regra é para o rei. Restam os peões, todos na linha de frente e, pronto, agora é só começar.

De dentro irradiam mágicos rigores.
As formas: Torre homérica, ligeiro Cavalo, armada Dama, derradeiro Rei, oblíquo Bispo e Peões agressivos.

Não tão rápido. Thiago continuava impassível quanto a minha condição e fiel ao cerimonial, que diz ser preciso um sorteio para saber quem começa com as brancas. Com um peão de cada cor escondido em cada uma das mãos, ele me pediu para escolher.

Agora sim, respeitados os procedimentos, começamos a partida.

Sempre que ensino alguém a jogar xadrez, indico que não se deve deixar o adversário ganhar e, sim, ensinar, tutelar, mostrar qual jogada poderia ter sido feita e quais as consequências de um passo tomado sem planejamento.

O xadrez emula a vida, por isso, um tabuleiro pode ser um excelente campo para conversas entre pais e filhos, professores e alunos. Faço isso com meu menino e acredito que meu amigo Tug também acredita nisso, pois ele não teve piedade de mim em nossa primeira partida após o período em que estive hospitalizado. Passei relembrando os movimentos das peças, as jogadas de captura, as de condições específicas, como o 'roque' ou o *'en passant'*[*] e, enquanto jogávamos, eu sentia meu cérebro expandir.

Parece exagero, eu sei. Mas foi assim que me senti aquela tarde. Goethe disse que *"o xadrez é a ginástica da inteligência"* e eu concordo com ele. Existem vários estudos que dizem que o esporte (sim, xadrez é um esporte) tem grande importância na prevenção e na recuperação de doenças ou danos cerebrais.

Além dos tratamentos de reabilitação cognitiva, os benefícios do xadrez também são indicados na prevenção do mal de Alzheimer, pois permite ao jogador uma 'reserva mental' que permite que o cérebro continue funcionando, acessando a memória motora, mesmo quando estiver danificado ou com alguma função interrompida.[**]

---

[*] *Roque é um movimento de duas peças grandes, a Torre e o Rei e en passant uma forma de captura permitida ao peão em condição específica.*

[**] *Através de uma série de artigos sobre xadrez e mente, no jornal El País encontrei o livro Ajedrez y ciencias, pasiones mezcladas que apresenta muitos estudos de casos com jogadores de xadrez em asilos espanhóis.*

Thiago deve concordar com isso tudo. Naquela tarde, ao me tratar com respeito, não mencionar a doença e nem ter pena da minha condição mental, ele me fez um dos maiores favores que alguém poderia ter feito durante o processo de recuperação: tratou-me como um adulto são!

Nos sábados seguintes, ele voltou para repetir o ritual, falar dos Beatles, indicar filmes, livros, e, à medida que eu melhorava, nossas partidas se tornavam mais disputadas e nossas conversas ganhavam profundidade. Raramente falávamos da experiência no hospital. Em todas essas interações, meu cérebro, minha mente faziam ginástica.

Pouco importa o vencedor de cada uma de nossas rodadas, ao final delas, eu me despedia do meu amigo, agradecido. E, esperando pelo próximo encontro, tendo em mente a poesia de Jorge Luis Borges, entremeada neste capítulo.

Quando os jogadores houverem ido,
Quando o tempo os haver consumido,
Certamente não haverá cessado o rito.[*]

Dourados, novembro de 2021.

---

[*] *Trecho do poema Xadrez (Ajedrez), de Jorge Luis Borges, escritor e poeta argentino.*

CAPÍTULO 31
Tinnitus

Com o uso do antipsicótico e, com o passar dos dias, fui tomando ciência da minha real condição física e mental. E isso era bom. Por outro lado, eu sentia imensa vergonha das minhas atitudes, da forma como tratei a cuidadora e tinha muita curiosidade sobre a pandemia da covid. Se antes eu queria distância da televisão, a partir de então, eu queria acompanhar os telejornais. E ficava estarrecido, impressionado e, muitas vezes, emocionado com o número de casos relacionados à doença. Sobretudo, a quantidade de pessoas que, diariamente, perdiam a vida. Finalmente, eu entendia porque a cuidadora e outras pessoas diziam que eu deveria ser grato. Muita gente estava morrendo. A média era de três mil mortes por dia naquele mês de março[*], marca que ainda seria superada nos meses seguintes.

Eu sentia profundamente esse momento. Finalmente, eu estava entendendo o que havia me ocorrido e chorava muito. Ana dizia para trocar de canal. Mas, depois de tanto tempo vivendo uma realidade paralela, encontrando pareidolias no quintal e acreditando em teorias conspiratórias; a verdade nua e crua tinha efeitos imediatos, me fazendo despertar do torpor e me impulsionava a planejar a retomada da minha vida.

Nessa época, nos momentos de pressão ou mesmo de irritação, um zumbido tomava conta da minha cabeça. Um barulho que começava baixo, mas que, gradualmente, ficava desconfortável, incômodo, constante, indo morar no fundo dos meus ouvidos por horas.

O zumbido, ou *tinnitus*,[**] veio comigo do hospital. João Paulo testemunhou, inclusive, como eu descrevia o ruído incômodo:

---

[*] Em março de 2021, teve mais de 1800 mortes diárias com mais de 58 mil vítimas da pandemia.

[**] Tinnitus ou acufeno é o nome técnico para o zumbido nos ouvidos. Trata-se, na verdade, de uma ilusão sonora, pois tem sua origem na parte interna do cérebro.

> *"Na primeira visita que eu te fiz, logo que você chegou do hospital, estava quente e Denis Jr. estava no quarto, com o ar-condicionado ligado e pingavam gotas de água no quintal. Então, você dizia: — Escuta esse barulho? Esse barulho ensurdecedor? Eu não ouvia nada, então te perguntava: — Que barulho, Denis? Ao que você respondia: o barulho dessa água pingando. Como é irritante! Eu me concentrava e percebia que era só a água do ar-condicionado pingando."*

Não era uma super audição. Era um zumbido ensurdecedor que poderia tanto ser uma sequela da covid, como um efeito colateral dos medicamentos. Qualquer que fosse sua origem, o fato é que o zumbido se tornava insuportável nos momentos em que eu me sentia pressionado ou aflito.

Esses momentos, à medida que os medicamentos faziam efeito, tornavam-se cada vez mais comuns. Minha rotina passou a ser bem monótona, sem as grandes cenas criadas a partir das teorias persecutórias. Incluía sessões de fisioterapia, coleta de sinais vitais e ligações dos amigos mais próximos. Em uma dessas ligações, conversando com meu amigo Matheus Sartotti, da cidade de Torres, recebi uma série de informações. Durante a conversa, a cada novidade que ele me contava, o zumbido subia alguns decibéis.

Falamos sobre futebol, ele me trouxe um resumo do desfecho do campeonato brasileiro de 2020. Fiquei surpreso ao saber que o campeão não foi nem o Internacional e nem o São Paulo, que disputavam ponto a ponto, lá pelo dia 20 de janeiro, quando fui hospitalizado. Isso explicava o Ângelo vestido com a camisa do Flamengo, no dia em que ele veio em casa. Ele comentou algo sobre o Flamengo campeão.

Sobe o zumbido.

Matheus mudou de assunto, falou de um novo aplicativo ou rede social que estava bombando, chamava-se *Club House**, que explodiu durante a minha internação. Que eu não tinha ideia, mas o Rafael Landa, meu grande amigo que mora em Portugal, criou uma sala no *Club House* com o nome 'Não venha me falar de *leads*'**, em minha homenagem. Flamengo campeão, *Club House*, o que mais eu perdi? No trabalho, Rodrigo já havia me dito que deixamos de usar o *Google Talks* para usar o *Discord*, e isso depois de testar o *Slack*. É impressionante como se pode ficar completamente desatualizado em tão pouco tempo mesmo estando conectado.

---

* *Club House* é um aplicativo que se tornou popular no começo de 2021 com lives em áudio, restrito a celulares da Apple. Quando eu consegui conferir em Android, a febre já havia passado.

** Não me venha falar de leads é o projeto do livro que alguns amigos conhecem, entre eles, o Rafael Landa.

Sobe o zumbido mais um pouco! O que mais eu perdi?

A ansiedade tomava conta de mim. O que vai ser de mim? Logo eu que sempre fui o mais bem-informado, o mais bem relacionado. Era para mim que as pessoas ligavam para pedir opiniões, indicações. O que seria de mim sem isso? O que as pessoas irão pensar se souberem que não sou mais o mesmo? Vão perder a confiança, é claro. E minha família? Como vou manter minha família? Eu precisava ficar bom logo. Já estava melhorando a cada dia, mas precisava voltar mais rápido, aumentar a fisioterapia, mostrar sinais de que eu era eu! Denis Levati precisava voltar.

Pedi a Ana que me devolvesse o celular. Precisava fazer uma *live*, mostrar para as pessoas que eu estava bem. Ela negou. Disse que só depois que fossemos ao Dr. Pedro Anno, o médico responsável pela ala de covid no Hospital Evangélico e que cuidou de mim. Pedi ajuda ao psiquiatra, o Dr. Wendel. Insisti para que ele indicasse a Ana para me liberar o celular e ele disse que precisávamos entrar em consenso, mas era prudente eu esperar um pouco mais.

Sobe o zumbido até ficar quase insuportável.

Como vou sustentar minha família se não voltar a ser o que eu era? Não importa qual problema eu tivesse, decidi não contar mais nada sobre qualquer sequela que eu sentisse, começando pelo *tinnitus*. Seria o meu novo segredo.

Ana, Rodrigo, Wendel, ninguém ouviu uma só queixa sobre o zumbido. Nem quando o barulho aumentava a ponto de me fazer começar a ver sombras. Sim, eu via sombras no vidro do escritório. Já havia lido a bula do remédio. Havia entendido que estava tratando um quadro psicótico, mas será que não estão me escondendo nada? Será que não sou esquizofrênico? E se fosse? Essa doença não tem cura. Qual será o meu futuro?

Esse medo, essa ansiedade, eu guardei só para mim. Precisei me controlar para não surtar nas primeiras reuniões de trabalho *on-line*, quando o zumbido chegava. Já no fim de março, combinei com o Rodrigo – com a autorização da Ana e do psiquiatra – de participar como ouvinte em algumas reuniões.

Não foi uma boa ideia. Eu ficava angustiado quando ouvia sobre algum projeto em que estava envolvido e que já estava rodando. Sentia-me perdendo espaço. O som começava no fundo da cabeça e, lentamente, ia aumentando, até se tornar uma chaleira apitando sem parar dentro do ouvido. Olhava para a porta do *home office* do Levati e lá estavam uma ou duas sombras. Para me ajudar a controlar o movimento, coloquei um *post-it* na tela do monitor com a mensagem: *mantenha a calma, já vai passar.*

Compartilhava com Rodrigo minha angústia, minha ansiedade em voltar a trabalhar, em reocupar meu espaço, mas não falei sobre o zumbido, nem sobre as visões. Ele teve uma ideia: *"Que tal se eu participasse da reunião geral da empresa?".*

Seria uma ótima oportunidade, tanto de falar, de me apresentar às pessoas e, com isso, controlar, tanto minha ansiedade quanto a vontade do time de me ver. Certamente, eles também estavam aflitos com tudo que vivi.

Isso aconteceu, mas depois de um tempo. Ana foi contra, julgou ser cedo, ela tinha medo do que eu poderia fazer ou falar em público. Minha esposa tinha muito receio de como as pessoas interpretariam um surto e buscava me preservar.

Deveria aguardar todas as decisões sobre o uso de celular, data para voltar a trabalhar, medicamentos, sessões de fisioterapia, tudo. Tudo seria decidido somente após a consulta com o Dr. Pedro. Esse dia demorou, mas chegou. Finalmente, iria conhecer o médico responsável pela minha internação. Melhor dizendo, o médico responsável pelos cuidados destinados a mim durante aqueles dias.

Pouco antes de completar um mês desde a minha alta, eu estava de volta ao Hospital Evangélico Dr. e Sra. Goldsby King, popularmente conhecido como Evangélico, localizado na região central da cidade de Dourados. Enquanto Ana era atendida no balcão da recepção, eu esperava sentado e com os ouvidos atentos aos ruídos do ambulatório.

Ouvia o mesmo som que eu pensava ouvir durante a noite e que me causava insônia. Os toques de ramal nos aparelhos de PABX, as portas pesadas batendo, as conversas dos funcionários abafadas pelas máscaras. Quanto barulho! Como pode um hospital ser tão barulhento?

Zumbido chegando ao fundo da cabeça.

O telefone do hospital. O som de transferência de ligação. Era esse maldito som que eu não esquecia e que me atrapalhava o sono. Era provável que ele me acompanhava desde a internação. Se havia um ramal na UTI, ele teria aquele mesmo toque.

Sobe o zumbido.

Cadê o médico? Ansiedade em alta; o próximo passo seria ver sombras! Eu não queria ver sombras, não ali, não no lugar em que passei os momentos mais difíceis de minha vida.

O zumbido sobe mais um pouco, ficando quase insuportável.

Fecho os olhos, respiro e lembro-me do *post-it* no monitor do escritório: *"mantenha a calma, já vai passar"*.

Ainda de olhos fechados, do fundo da sala, ouço uma voz masculina chamando pelo meu nome:

— Denis Willian Levati.

Abri os olhos, olhei para o lado e ouvi minha esposa dizendo com a voz terna e alegre:

EXTUBADO

— *Vai lá! É o Dr. Pedro te chamando. Entra lá caminhando. Mostra para ele como você está bem!*

Levantei-me e segui pelo corredor em direção à sala. Tudo era estranhamente muito familiar. Além dos sons, os adesivos para economia de energia nos interruptores, as portas marrons e as paredes azul-claras.

Quando entrei no consultório, vi, por trás dos óculos grossos, da máscara de proteção e dos cabelos desarrumados, um jovem médico me sorrindo com os olhos. Sua fala ao me cumprimentar foi libertadora e desligou o zumbido imediatamente.

— *Seu Denis! Que bom te ver vivo!*

Dourados, dezembro de 2021.

CAPÍTULO 32

Dr. Pedro

O nome que eu mais ouvi nos dias que seguiram a minha alta foi o do Dr. Pedro. Ana falava dele o tempo todo, sempre com muito carinho, respeito e gratidão. Todas as vezes que minha esposa falava do médico, buscava referendar sua opinião com a cuidadora.

— *O Dr. Pedro vai ficar tão feliz de te ver! Quando você entrar no consultório ele não vai nem acreditar! Não é mesmo Veralúcia?*

— *Vai, vai sim.* – A cuidadora respondia sem muita convicção.

Não sabia de quem ela falava. Pedro era um nome que não fazia parte dos meus delírios, das teorias conspiratórias, nem de minhas memórias relacionadas ao período em que estive no hospital. A consulta com ele foi muito esperada por Ana e aconteceu no meio do mês de março, após passar pelo neurocirurgião e duas ou três vezes com o psiquiatra, além de dedicação plena à fisioterapia.

Quando encontrei com ele, naquela manhã, foi como se visse um velho amigo, mesmo sem me lembrar de nada sobre nossos outros encontros ocorridos na UTI e no quarto de enfermaria no mesmo hospital. Sentamos e, enquanto Ana falava, ele me olhava e balançava a cabeça positivamente. Os olhos apertados demonstravam que, por trás da máscara, havia um sorriso de satisfação.

Ele falou a primeira frase impactante do dia:

— *É por casos como o seu que aprendemos que não devemos desistir de ninguém na UTI, Seu Denis.*

Caramba! Olha o que esse cara está dizendo! Depois de tantos casos de covid, tantas internações sob sua responsabilidade... Olha o que ele está me dizendo!

— *Você está muito bem! Graças a Deus.* – Pedro, assim como todos os médicos do Evangélico, sempre falam em Deus.

Eu balançava a cabeça e aproveitei a deixa para falar. Depois da experiência com o Dr. Irineu, eu estava mal-acostumado. Queria impressionar os médicos.

EXTUBADO

— Mais um pouco e eu conseguia vir dirigindo! Eu até já tirei o carro da garagem!

Ele interrompeu:

— De jeito nenhum. Você está bem, mas existem cuidados que precisam ser tomados. Nada de sair sozinho, nem de atividades físicas. Você está tomando os medicamentos corretamente, certo? Então saiba que o anticoagulante é muito importante.

Eu ouvia atentamente as palavras do médico e parei de contar as minhas estripulias que eu fazia em casa. Imagina se ele soubesse que dei uma volta na rua com a bicicleta do meu filho. Ele continuou:

— Um dos grandes riscos que a covid traz é para o sistema vascular, por isso, a necessidade do anticoagulante. Para evitar tromboses e risco de entupimento de veias. Um acidente poderia fazer você sangrar até a morte!

Engoli seco. A cada consulta, uma descoberta. Ficava claro que eu ainda corria riscos e que nem mesmo o médico sabia quais eram.

Em seguida, ele me examinou, fez alguns testes de equilíbrio, agachei, fiquei em um pé só e senti alguma tontura. Eu não iria contar, assim como o zumbido, ficaria em segredo.

Aproveitei e pedi para trabalhar, para voltar a usar meu celular. Ana teria dito que seria dele a última palavra.

— *Pedro, eu já estou muito bem* (ao contrário da Ana, eu não consigo usar doutor como pronome). – Preciso voltar a trabalhar, preciso do meu telefone.

— *O que o psiquiatra falou?* – Ele perguntou olhando para Ana.

— *Que tudo bem, desde que limitado a uma atividade diária.* – Respondeu minha esposa.

— *Eu recomendei 60 dias de afastamento, mas como ele está se recuperando bem, não vejo problema em diminuir esse tempo, desde que tome os cuidados. Ele precisa ocupar a mente e seguir atento aos medicamentos.*

— *Ótimo falar de medicamentos! Eu tomo muitos! Quando vou parar de tomar remédio?*

Interrompi o diálogo para saber algo que me incomodava. Sempre me preocupei em não ficar dependente de medicamentos. Ouvi do médico mais uma descoberta naquele dia:

— *O anticoagulante*[*] e os demais remédios em uso, assim que acabar pode parar. Agora, Seu Denis, o senhor é hipertenso. Sabia disso? Vai, provavelmente, tomar remédio para o resto da vida para controlar a pressão.*

---

[*] *Eu tomava um medicamento chamado Xarelto (rivaroxabana), indicado para prevenção de derrames e formação de coágulos. Era comum, no começo de 2021, pacientes de covid registrarem problemas vasculares após a internação.*

Eu não sabia, mas, pensando bem, meus pais são hipertensos e fazia sentido a sentença do médico. Talvez a pressão alta nem fosse uma sequela da covid, talvez eu já fosse portador, só não havia ainda detectado.

Despedimo-nos combinando uma nova consulta seis meses depois, o que aconteceu conforme planejado. Foi a partir de suas indicações que eu comecei o acompanhamento com alguns especialistas, nos meses seguintes.

Antes de sair, a última frase do Dr. Pedro Anno, naquela manhã, dizia respeito à família:

— *A covid não é uma doença só do paciente. Ela envolve e impacta toda a família, que nem sempre está preparada ou tem estrutura para lidar com as consequências da internação.*

Minha saúde estava voltando rapidamente, mas eu tinha que voltar a ser eu, reocupar meu espaço, voltar a trabalhar e cuidar, ou melhor, restaurar a minha família.

Voltando para casa, ainda naquela manhã, Ana me devolveu o celular sem muita convicção. Ela estava ainda muito machucada. À medida que eu melhorava, ela se permitiu ser mais vulnerável e, acredito que pelos conselhos do Pedro, procurou ajuda psicológica.

Eu já sabia bem a importância e o que significava cuidar da saúde mental.

Dourados, dezembro de 2021.

CAPÍTULO 33

Karoshi

Pouco mais de dois anos antes da pandemia – e antes mesmo de migrar para o trabalho em regime de *home office* – vivi um dos momentos profissionais mais difíceis da minha carreira. Eu me esforçava muito para implementar novas técnicas e processos na empresa douradense em que eu trabalhava. O esforço, o desconforto e a sensação de impotência ficaram bem claros em um daqueles testes comportamentais aplicados pela área de recursos humanos, mas que não dei muita atenção à época:

> *Denis Willian está percebendo que sua função mais recente pede por uma atitude um pouco mais enérgica e persuasiva. Está esforçando-se para agir de forma independente, encontrar aceitação e apresentar resultados concretos.*

Como pode um documento, gerado através de poucas coletas de dados e informações, apresentar um resultado realmente efetivo sobre meu perfil e sobre meu momento de vida? O documento finalizou com um alerta:

> *A função mais recente de Denis Willian está lhe estimulando a agir de maneira mais ousada, improvisada e urgente, aspectos contraditórios à sua natureza calma e estável. O prolongamento desses estímulos pode gerar desgaste e desconforto para o profissional.*

Não vou dizer que não fiquei incomodado quando li o diagnóstico em companhia do *coach* contratado pelo RH da empresa para aplicar o teste, mas como ele mesmo disse: *"Não precisa de alarme, basta você procurar seu gestor direto e propor alguns ajustes na rotina"*.

Eu tenho o documento guardado, por isso, sei a data que ele foi gerado: maio de 2017. Ainda no final daquele ano, um lançamento imobiliário me permite dizer que, um ano depois do alerta, eu explodi. Na direção do meu carro e a caminho do lançamento que ocorreria a 50 quilômetros de Dourados; após dias com muita dor de cabeça, irritação, insônia, despertar noturno engasgado com refluxos, irritabilidade constante, entre outros sintomas; eu simplesmente travei.

Naquele domingo de manhã, a estrada vazia e tranquila foi se fechando em minha frente. Senti, ao mesmo tempo, tontura, sudorese e o coração acelerado. Parei o carro na pista sem acostamento e precisei esperar o mal-estar passar.

Recuperado, fui trabalhar, *"encontrar aceitação e apresentar resultados"*. Ainda naquele dia, compartilhei o ocorrido com minha esposa que, após mais uma briga, me fez prometer procurar apoio profissional.

Após um período difícil no caminho tortuoso entre a busca por psiquiatra e a escolha de um psicólogo, passando por exames de sangue onde nada era descoberto e por uma série de consultas remarcadas, recebi um diagnóstico: depressão.

Ao diagnóstico, um complemento: o episódio do carro demonstrou para um dos psiquiatras que eu estava sofrendo de um esgotamento específico, ligado diretamente ao trabalho e com consequências na vida pessoal.

Eu já conhecia o termo e havia lido algo a respeito, mas, em 2018, ele não era tão debatido como foi nos anos seguintes. Ganharia espaço na mídia até ser finalmente reconhecido como doença ocupacional: síndrome de burnout[*].

Ganhou tanto espaço que se tornou doença da moda e virou *mainstream*. Confere um certo status de *workaholic*, produtivo e altamente dedicado ao trabalho para quem recebe o diagnóstico. Virou até verbo. Já ouvi de alguns colegas a frase: — eu '*burnoutei*', trabalhando em tal empresa.

Burnout não tem *glamour*. Não é a gourmetização da depressão, nem um troféu pelo nosso estilo de vida do século XXI. O tratamento requer acompanhamento em psicoterapia e muito cloridrato de amitriptilina[**] sob o nome comercial de Tryptanol ou equivalente genérico. Esse medicamento leva algum tempo para começar a surtir efeito e ajudar o cérebro a produzir as enzimas corretas, gerando algum alívio. Em contrapartida, outros efeitos são quase instantâneos: tontura, boca seca, sonolência, arritmia, falta de desejo sexual, dificuldade de ereção e mais

---

[*] *Em 2022, a OMS declarou a síndrome de burnout como doença ocupacional.*

[**] *Amitriptilina é um antidepressivo com propriedades analgésicas, utilizado no tratamento da depressão e da dor neuropática. É considerado o pai de todos os antidepressivos.*

um monte de efeitos colaterais que, geralmente, sentimos vergonha até de perguntar aos terapeutas.

Eu não tinha condição de pensar em depressão ou *burnout* em março de 2021. Mesmo com a precaução manifesta do Dr. Wendel, ao prescrever medicamentos, eu via a depressão como um fato superado. Tomei os medicamentos conforme prescritos, fiz terapia com, pelo menos, três psicólogos e enfrentei o desmame da amitriptilina, acompanhado por um psiquiatra. Isso tudo, sem chamar muita atenção no trabalho, com muito cuidado para não ficar com o rótulo de problemático, instável ou inseguro.

Naquele mês de março, enquanto meu acesso à internet era limitado e o celular era ainda proibido, voltei a dedicar-me à leitura, pois livros não faltavam na estante do meu escritório. Tenho o hábito de ler dois livros por vez, intercalando um executivo e um romance ou um clássico para fluir a leitura. Tenho uma prateleira reservada para os livros do momento, com separador de página, *post-it* e marca texto por perto.

Procurando os livros que estavam ocupando aquela parte da estante – e que deveriam ser aqueles que eu estaria lendo antes de viajar, antes de ficar doente e passar por todo processo de internação – encontrei agrupados dois livros de teor executivo, aqueles voltados à maior eficiência nos negócios e no desenvolvimento de habilidades que admiramos nas empresas que amamos odiar. Sinal da nossa época.

O termo *karoshi*, apresentado de maneiras singulares nos livros *A regra é não ter regras**, de Reed Hastings, o tão comentado *primeiro livro do CEO da Netflix*, e em *Devagar***, de *Carl Honoré*, me chamou a atenção.

> No Japão, quem trabalha no setor executivo é conhecido por trabalhar por muitas horas e folgar por um período muito curto. Há histórias de pessoas que, literalmente, morrem de tanto trabalhar e existe, inclusive, uma palavra para o fenômeno: *karoshi*.

A solução para o problema, apontada por Reed Hastings, era simplista: aumentar os períodos de férias ao longo do ano. Sem dizer ao certo como chegou ao resultado, ele conta orgulhoso que *"o gerente americano*

---

* O livro *A regra é não ter regras – A Netflix e a cultura da reinvenção* é coescrito pela consultora Erin Meyer, mas ficou mesmo conhecido como o livro do Reed Hastings, fundador do streaming mais famoso do mundo.

** *Devagar – Como um movimento mundial está desafiando o culto da velocidade*. HONORÉ, Carl, 2019 (Editora Record).

conseguiu que um escritório inteiro de japoneses tirasse férias como se fossem europeus".

Considerei a explicação um tanto pedante, para dizer o mínimo. Não era por acaso que eu não havia concluído a leitura. Já o livro de Honoré aborda o tema de maneira mais profunda: *"karoshi é a palavra utilizada no Japão para designar a morte por excesso de trabalho, um traço cultural com raízes profundas na cultura do país".* Ele relata a história de um caso famoso de *karoshi*, o de Kamei Shuji, um corretor hiperativo do mercado de ações japonês que, invariavelmente, trabalhava 90 horas por semana durante um *boom* econômico na década de 1980.

Sua empresa alardeava toda essa energia sobre-humana em boletins diários e comunicações internas, transformando-o no padrão a ser copiado pelos demais colaboradores. Ele foi convidado a treinar colegas, dar dicas de produtividade e apresentar seu modo de vida em reuniões diárias no início da jornada de trabalho do escritório. Isso em uma época onde a internet não estava disponível e as redes sociais não haviam sido sequer pensadas.

Sobrecarregado, Kamei precisou trabalhar ainda mais, a dedicar mais tempo para atingir seus resultados, afinal seu tempo útil havia diminuído e sua concorrência aumentou. Passou a trabalhar mais e mais.

Morreu subitamente, aos 26 anos, na mesa de trabalho.

Essa história estava destacada com marca-texto em meu exemplar de *Devagar*. Ao reler, eu refleti sobre todo meu histórico com a depressão e foi impossível não relacionar com o *burnout* e com meu caso grave de covid.

Quando começou a pandemia, falava-se muito que os casos eram graves para as pessoas com comorbidade, alguma doença preexistente ou em tratamento. E se a minha comorbidade foi justamente minha condição mental? Será que a minha condição, quando fui infectado, não foi a de um indivíduo cujo sistema imunológico estaria vulnerável devido aos diagnósticos recentes?

Nunca compartilhei essas dúvidas com nenhum dos meus médicos, mas passei a acreditar que sim. Mesmo ainda em recuperação e amparado pelos antipsicóticos, eu tinha entendimento suficiente para saber que era preciso cuidar não só da recuperação física, mas também da saúde mental.

Eu ainda estava muito preocupado com o trabalho, com as finanças e com a reconquista do meu espaço e da minha reputação, mas a autoconsciência sobre minha saúde mental eu recobrei ali, enquanto folheava os livros no meu escritório.

Dourados, dezembro de 2021.

Quebra-cabeças

Quando finalmente peguei de volta o meu celular, fui direto para as mensagens do *WhatsApp*. O aparelho ficou desligado desde o dia 21 de janeiro, quando fui internado.

Havia milhares de mensagens de centenas de pessoas.

Não estou querendo me vender como *influencer*, mas garanto terem sido de fato muitas mensagens. Textos, áudios, vídeos, orações e respostas daqueles que receberam de mim a notícia do diagnóstico, quando, ainda na enfermaria, eu desmarcava os últimos compromissos antes de entregar o celular para minha esposa.

Levei muito tempo para responder a todos e agradecer pelo carinho. E passado um ano do ocorrido, eu ainda encontro conversas interrompidas e reuniões desmarcadas. Penso que teria sido bom falar com mais pessoas desde a minha alta. Eu teria me lembrado de mais coisas, mas Ana tinha boas razões para me manter desconectado.

Com o tempo, as mensagens foram sumindo. Cada vez, menos pessoas ligavam para saber a respeito de minha recuperação. De modo geral, acreditavam que me recuperei muito rápido ou que já estava bem. Com o celular na mão, eu esperava por novas mensagens, novas ligações e, enquanto elas não vinham, me deparava com antigos hábitos, *scrolando* as redes sociais e os grupos de mensagem.

À medida que eu respondia mensagens particulares, ficavam os grupos. Esses repletos de figurinhas e piadas sobre os personagens do programa de TV que assisti no quarto de enfermaria ou eu não entendia ou me despertavam ansiedade, com memórias do período de internação.

A rotina do *smartphone* também logo me cansou. Não havia nada de interessante. Somando os tempos de internação e de recuperação, fiquei desconectado por quase dois meses.

Vasculhar os aplicativos de redes sociais e os grupos de *WhatsApp* por longos minutos, talvez horas, provocava a mesma sensação dos momentos mais aflitivos da internação. Como nos dias em que eu tentava segurar as luvas infladas pelo fisioterapeuta na enfermaria.

Comunicação feita por figurinhas, áudios acelerados e dezenas de mensagem com aviso de clonagem de perfil. O principal comunicador se tornou uma verdadeira máquina geradora de ansiedade. Será que ele se tornou agora ou eu que ainda não havia percebido? Acessar o *WhatsApp* era como cair na toca do coelho de Alice no País das Maravilhas, um buraco sem fundo, sem sentido.

"Se você não sabe aonde ir, qualquer caminho serve."

O celular já não era um companheiro indispensável. Os 60 dias de distância do aparelho ajudaram no *detox digital*. Preferi me concentrar na recuperação.

Eu estava melhorando. Os remédios psiquiátricos estavam fazendo efeito. Eu dormia um pouco melhor e, fora o *tinnitus* e a visão das sombras e vultos que apareciam nos momentos mais tensos, eu me recuperava muito bem.

A animosidade com a cuidadora Veralúcia foi diminuindo até deixar de existir. Ela ficaria até o final de março conosco e me ensinou a coletar os sinais vitais no *kit* que adquirimos para monitorar a pressão.

A fisioterapeuta veio por mais dois meses. Ela deixava orientação para os exercícios que deveriam ser feitos, mesmo nos dias em que ela não viria, nos intervalos entre uma sessão e outra.

Abracei a fisioterapia por acreditar que ela iria restabelecer minha saúde. Dedicava-me com muita disciplina. Levantar bolas de plástico, tensionar elásticos nas pernas, puxar pequenos pesos. Visto de fora, eram movimentos simples, produziam dor e desconforto, mas eu os fazia com vontade.

Além dos físicos, havia também os exercícios pulmonares, feitos com equipamentos específicos[**], baratos até. O mais caro deles custou cinquenta reais. Mas a prática de uso desses, era de uma monotonia profunda. Era difícil concentrar-me nas séries que deveriam ser feitas, contar quantas vezes eu teria expirado e assoprado, mas eu estava no meu escritório, então encontrei uma alternativa para esta rotina. Em vez de fazer as 10 ou 15 sequências como indicado, eu pedia para a *Alexa* marcar sete minutos. Nesse intervalo de tempo eu não contava, eu simplesmente soprava e inspirava.

Soprava e inspirava, soprava e inspirava.

Quando a assistente de voz avisava o fim do período, eu havia feito mais sequências que a fisioterapeuta havia indicado. Acredito que não corri riscos

---

[*] *A frase do gato Cheshire para Alice é uma das famosas do livro e me deparo pensando na cena nos momentos que estou sem novos projetos.*

[**] *Respiron é um equipamento para melhorar o condicionamento respiratório e Shaker, um exercitador e incentivador da caixa torácica.*

com isso, pois quando ela voltava e fazia testes, sempre dizia que meu fôlego estava melhorando.

Meus pulmões de hoje agradecem por essa dedicação.

Se a saúde física foi sendo restaurada, a mental, apesar da gradual volta da memória, ainda estava combalida.

Uma solução indicada por Dayane, logo nas primeiras sessões, ajudou muito. Ela indicou que eu montasse quebra-cabeças como fisioterapia para a mente e isso se tornou fundamental na minha recuperação. Os primeiros que minha esposa trouxe eram bem simples, me tomavam o tempo de uma manhã, às vezes nem isso. Como as noites ainda eram intensas, enquanto eu montava quebra-cabeças, me concentrava na resolução do jogo e, com a atividade mental, minha racionalidade era estimulada. Eu refletia sobre os sonhos e, principalmente, memórias que me visitavam ao longo do dia.

Sentado na minha cadeira de trabalho, eu anotava tudo. Anotar os acontecimentos diários no caderno e consultar o calendário na assistente digital, eu já estava fazendo havia dias. Mas anotar as minhas memórias, eu comecei enquanto montava quebra-cabeças.

Os *post-its*, as canetas e o *flipchart* estavam ali à disposição. E, assim, comecei a anotar as memórias que surgiam: Quem eram as enfermeiras que me visitavam? Quem era aquela mulher com uma espada na ponta da cama? Que equipamentos eram aqueles que usavam em mim?

Tudo ia para os *post-its* e, rapidamente, o *flipchart* ficou repleto de notas. Sem nenhum critério ou organização, apenas anotava e voltava a montar o quebra-cabeças. Passava horas nisso. Quando terminava a montagem, Ana providenciava outro. E a cada novo cenário, um nível maior de dificuldade.

Primeiro trouxe um muito colorido, cheio de balões de ar quente, com 500 peças. Deu mais trabalho, levei mais tempo dessa vez. Para conseguir montar, precisei separar as cores em potinhos de modo a facilitar a visualização. Deu certo, que boa ideia! Organizando as peças por cores, em dois ou três dias, o quebra-cabeças estava montado.

Quando eu terminava a montagem, voltava a ficar ansioso, nervoso, ver vultos e a implicar com a cuidadora que, naquela altura, tinha como função simplesmente coletar minha saturação, medir a pressão e minha glicemia diariamente.

Ana, então, providenciou um novo quebra-cabeças.

Ela havia começado o tratamento psicológico, precisava de tempo para ela e, finalmente, tinha alguma paz ao ver-me melhorando. Imagino o alívio que ela sentia me vendo mais calmo, e deveria querer me manter muito ocupado, pois subiu o nível de dificuldade. Ana comprou um quebra-cabeças de mil peças.

Nesse novo desafio, a missão seria montar um Taj Mahal* lindíssimo. Pena que praticamente monocromático na fotografia, captada durante um entardecer indiano. Tudo bem, eu já tinha a tática de separar as cores que usei com os balões, não ia ser difícil. Era questão de tempo e isso eu tinha de sobra.

Comecei separando os mais claros dos mais escuros. Mas que martírio! Era praticamente tudo marrom e, para dificultar, o Taj Mahal tinha sua imagem duplicada no espelho d'água dos jardins em frente ao palácio.

Achei muito difícil; perdi um pouco o interesse. Um dia, chegando para o almoço, Ana perguntou meio provocativa e debochada:

— *E o Taj Mahal? Montou?*

— *Não*, respondi. Mas, intimamente, pensei: "*Tá me testando... Eu vou montar essa merda!*". Voltei ao escritório e tentei ser mais criterioso, separar por mais cores; tentei montar por partes, pelo pináculo, pelas torres... mas nada produzia grande evolução. Que tédio!

Comecei a pensar na vida e a ter lembranças, ouvido apitando, então não tinha outra solução, anotava os pensamentos no *post-it* e colava no *flipchart*.

Taj Mahal entediante, zumbido mais alto. Se continuasse assim, eu começaria a ver vultos. Precisava de algo para me distrair. Eu queria as cores dos balões do quebra-cabeças anterior. Afastei-me da mesa onde estavam as mil peças esperando para serem separadas e, enquanto empurrava a cadeira girando em seu eixo, olhei para os meus livros na estante. Organizados e separados por autores, temas, interesses.

E se eu os organizasse por cores? A ideia me agradou, me aliviaria a cabeça e cessaria o zumbido. Então comecei imediatamente. Em poucos minutos, uma escala de cores estava pronta na estante do meu escritório. Em seguida, olhei para os *post-its* no *flipchart*. Memórias e ideias coladas ali sem nenhum critério, apenas para dar vazão aos pensamentos.

E se fosse possível organizá-las como fiz com os livros e quebra-cabeças? Seria possível? São muitas anotações. Como diferenciá-las? Como eu poderia segmentar e catalogar as minhas memórias?

Eu ainda não sabia como fazer, passei um tempo pensando nisso e voltei a mexer nos livros. Encontrei na estante alguns volumes que eu não havia concluído a leitura. A maioria deles com temática executiva, falando sobre como ser mais produtivo em menos tempo, sobre o poder do foco, do hábito, do cumprimento de metas.

"*Se você não sabe aonde ir, qualquer caminho serve.*"

Como não percebi essa armadilha antes? Esses livros falam todos da mesma coisa! A romantização do trabalho excessivo, da busca tóxica por, cada vez mais, ocupar o tempo de descanso, da dedicação à família com a

---

* *Sempre que vejo o Taj Mahal penso no livro Maravilhas do mundo que meu pai tinha na estante, com centenas de lugares lindos, como o mausoléu indiano.*

carreira e as demandas do trabalho. Sempre a busca pela produtividade, da entrega de mais em menos tempo.

Daqueles livros, abandonei praticamente todos. Apenas um me prendeu até o fim: *Faça Tempo**, de Jack Knapp e John Zeratsky, executivos do *Google* e do *Facebook*, que apresentam conceitos muito interessantes sobre a nossa relação com o celular, por exemplo. Foi a partir dali que criei uma lista de 'não-tarefas', coisas que não iria mais fazer assim que estivesse plenamente recuperado. Por exemplo, eu não só deixei de levar o *smartphone* para o quarto, como programei para ele desligar, diariamente, às 20 horas.

Em um ano, desde que adotei essa prática, nunca houve uma mensagem, um *e-mail* ou ligação que não pudessem esperar até o dia seguinte para serem respondidos.

Voltando ao momento em que abandonei o quebra-cabeças do *Taj Mahal*. Enquanto contemplava a minha estante de livros, buscando uma forma de catalogar minhas memórias, encontrei, na prateleira de literatura, uma joia. À minha frente, estava um exemplar velho e gasto de *Anarquistas graças a Deus*** da Zélia Gattai. Passei horas deliciosas relendo as aventuras de Zélia, Seu Ernesto e Dona Angelina. Eu nunca transito pela Alameda Santos, em São Paulo, sem pensar nesse livro. Emocionava-me a entrega àquela leitura. Emocionava-me e queria mais.

Depois, reli *Memórias de um cabo de vassoura****, de Orígenes Lessa, livro da coleção *Vaga-lume*, que li na quinta série e foi uma delícia reencontrar aquela metáfora sobre a consciência existencial naquela altura da minha vida.

Li em metade de uma tarde.

E já que a cada dia eu estava encontrando prazer na literatura infanto-juvenil, resolvi experimentar o último desses que eu tinha guardado. *O Minotauro*, livro de Monteiro Lobato, que faz parte das aventuras do Sítio do pica-pau amarelo e que inspirou uma temporada do programa na televisão. Esse eu não reli, pois, assim que comecei a folhear suas páginas, olhei para o quadro cheio de *post-its* e tive uma ideia sobre como eu poderia classificar minhas anotações.

Foi só lembrar como Teseu venceu o Minotauro, que eu descobri como iria catalogar minhas memórias.

Dourados, dezembro de 2021.

---

* *Eu já havia lido Faça tempo, mas, ao reler, nas condições em que eu estava, encontrei novos sentidos para os conceitos do livro.*

** *Eu tenho um exemplar comprado em um sebo, e tenho também o DVD da série produzida pela TV Globo, na década de 1980.*

*** *A série Vaga-lume é uma coleção de livros de autores brasileiros destinada ao público infanto-juvenil, muito popular durante as décadas de 1970 a 1990.*

CAPÍTULO 35

Fio de Ariadne

Eu poderia ter tido essa ideia antes, visto que a saga de Teseu e sua luta contra o Minotauro é mencionada na canção *Estampas Eucalol* * que tanto me emocionava nas *playlists* que ouvia no quarto de enfermaria do Hospital Evangélico. Mas foi folheando o livro que me lembrei da outra personagem, fundamental, porém, pouco conhecida da lenda grega, a princesa Ariadne. Conta a lenda que o Minotauro, ser mitológico meio homem, meio touro, mesmo vivendo isolado em um labirinto, era visto como sinal de má sorte para a Grécia e aquele que matasse a fera seria tido como rei de Atenas.

Teseu, guerreiro famoso por já ter enfrentado a Medusa, parte para a ilha de Creta com a missão de derrotar também o Minotauro. A missão já havia sido tentada por vários guerreiros, mas ninguém havia conseguido voltar do labirinto, o que tornava qualquer um alvo fácil para o Minotauro.

Ao chegar na ilha, Teseu se encanta por Ariadne, filha do rei local. Na data da partida, a princesa entrega a Teseu, além da espada, um novelo de lã para que ele pudesse, além enfrentar o Minotauro, marcar o caminho de saída do labirinto e dali para a glória.

Teseu vence o Minotauro (*não se casa com Ariadne, mas isso já é outra história*) torna-se rei em Atenas e o objeto que permitiu sua saída em segurança do labirinto ficou mais famoso do que a sua espada.

Em nosso tempo, o 'fio de Ariadne' batizou a guia que conduz alpinistas e mergulhadores em locais de difícil acesso. E, também, dá nome a um processo lógico de resolução de problemas que consiste em regressar ao ponto anterior, e encontrar alternativas de fazer aquilo de uma maneira mais eficiente.

Parece complexo, né? E é, ainda mais para alguém que vinha de um processo de dano cerebral e perda da memória, como era o meu caso. Acontece que eu estava estudando esse conceito pouco antes de ficar doente. O fio de Ariadne é o método que o bilionário Elon Musk utiliza para fabricar foguetes, em valores

---

* *Estampas Eucalol*, interpretação de Xangai em seu álbum de 1988.

muito mais acessíveis do que a Nasa, encontrando maneiras de tornar sua empresa mais competitiva e líder na conquista do espaço. Bem, ele chama o 'fio de Ariadne' de First Principle*, uma mania que o bilionário tem de se apropriar de conceitos já existentes e lucrar com eles.

Voltando ao escritório. Quando li o nome da princesa Ariadne no livro de Monteiro Lobato**, vivi aquele momento intenso que já havia vivido nos dias anteriores ao reencontrar amigos ou ao ouvir discos: um intenso fluxo instantâneo de informações tomava conta da minha mente e eu, simplesmente, lembrava!

Com o livro na mão, olhei para o flipchart na minha frente e para os post-its colados nele. E se eu aplicasse o 'fio de Ariadne' àquelas anotações? Se eu encontrasse pontos que pudessem relacionar as memórias numa linha do tempo? Se eu conseguisse criar critérios e associar lembranças e sentimentos com sensações?

À noite, já passados dias desde a alta, eu acordava assustado não só com os sons que vinham da rua, mas com sensações de medo, de nojo. Não foram poucas as vezes que acordei mijado ou cagado, mas lavava eu mesmo as cuecas para não voltar a usar fraldas.

Eu tinha muitas anotações feitas após aquelas noites insones. Seria a partir dali, daquelas emoções, que eu criaria o meu próprio 'fio de Ariadne'. Associando memórias com emoções. Cruzando informações com a memória sensorial que eu sentia ao pensar naquela determinada lembrança. Eu pegava um post-it já colado e com anotações no flipchart, lia, fechava os olhos, respirava fundo e pensava. Voltava o pensamento para meus sentimentos mais profundos, enquanto eu refletia sobre aquela memória.

Uma anotação continha o escrito: enfermeira má de máscara e cílios longos; enfermeira boa e sem máscara, pedras no peito. Ao me concentrar naquela anotação, eu pensava no que eu sentia e me lembro da sensação de frio. Muito frio. Frio e sede. Concentrado, eu passei a ancorar as memórias com os sentimentos e sensações.

Estava criada a primeira associação. Se eu tinha uma memória, me concentrava nela e sentia muito frio, deveria ser a UTI. Fiz esse exercício com todas as anotações e encontrei outros padrões. Em todas essas memórias – além de frio

---

* Escutei essa definição de First Principle, no podcast do Guga Stocco, que fala sobre o mundo em 2025.

** O livro faz parte da coleção Sítio do pica-pau amarelo e inspirou uma das temporadas da série televisiva, no final dos anos 1970. Eu assistia e morria de medo do homem com cabeça de touro.

e sede – todas as movimentações que eu via acontecer ao meu redor, sempre em primeira pessoa, sempre a partir de uma cama.

Separei todas as memórias. Memórias em primeira pessoa, com sensação de frio e muita sede, eu as reescrevi em *post-its* azuis. Entendi que elas representavam o tempo em que passei na UTI e as posicionei no começo da linha do tempo, logo depois das memórias da viagem a Pernambuco.

Mas havia outras memórias. Essas não eram em primeira pessoa, ao contrário, elas eram fantásticas. Eu participava de filmes que nunca tinha visto, conversava com celebridades e eu podia estar voando, vendo igrejas ou mesmo visitando uma praia distante. Ao fazer o mesmo processo de concentração, de mentalização das sensações, eu não sentia tanto frio. Pelo contrário, havia momentos de muito calor e angústia, como quando eu puxava cachorrinhos feitos de balão ou tocava acordeão.

Quando vi fotos e entendi que esses momentos eram, na verdade, eu puxando luvas cirúrgicas e apertando bolinhas de borracha em sessões de fisioterapia, entendi que aquelas memórias eram do quarto de enfermaria. Também entendi que quando me lembro de sentir sabor, de engasgar e de voltar a beber água, são também dessa época. Pois eu tenho anotações, notas adesivas com títulos de receitas dos programas de culinária da Rede Vida. Era a influência da TV, no quarto de enfermaria. Ela influenciou muitas das minhas memórias.

Passei a reescrever essas memórias em *post-its* verdes. Neles, estão memórias onde não sinto tanto frio, mas convivo com sensações de desconforto, causadas pela readequação a alimentos sólidos e como isso refletia no corpo. A linha do tempo dos trinta e seis dias de hospital foi coberta por *post-its* azuis e verdes que representavam a UTI ou a enfermaria. Faltavam as anotações mais recentes. Aquelas vividas em casa e que ainda não estavam no diário que passei a escrever, depois do encontro com meu amigo Ângelo.

Nessas memórias, me lembro de cenas. O meu filho, sentado na sala, trabalhando para jihadistas, localizados no Oriente Médio. Os venenos, mascarados de remédios, que a cuidadora me oferecia e eu cuspia para não morrer. Ao menos era assim que via meu filho jogando *videogame* e o paracetamol Revange de embalagem vermelha e nome controverso que me fora indicado logo na volta para casa. Classifiquei essas memórias com *post-its* em tons de rosa.

Escolhi cores mais quentes justamente porque ao pensar neles, não sentia frio, não sentia sede; sentia, sim, calor. O calor comum das cidades da região Centro-Oeste. Foi assim que naqueles dias, enquanto eu me recuperava e até mesmo quando voltei a trabalhar, montei o meu próprio 'fio de Ariadne'.

Se acordava no meio da noite com alguma lembrança, eu partia para o escritório, pensava no sonho, me concentrava, associava essa memória à alguma sensação de frio, sede ou calor e, pronto, mais um *post-it* no quadro de memórias.

Não contei aqui nem metade das memórias que tenho anotadas. Tenho noção que foram visões distorcidas da realidade, mas, é incrível, como a maioria delas, com o tempo, foram se mostrando muito próximas de tudo que me ocorreu. Praticamente, não consigo dizer sobre o que sonhei na noite anterior, mas preciso de muito pouco tempo para me concentrar e conseguir voltar ao ambiente frio, eternamente claro e com cheiro de sala de vacinas que é a UTI.

Eu penso muito nelas. Nas minhas memórias daqueles 50, 60 dias. Durante muito tempo, foi um tormento. Elas apareciam, repentinamente, durante conversas, em reuniões de trabalho, vendo filmes ou lendo um livro. Esforcei-me muito para melhorar. Como já disse (e não recomendo), escondi sequelas e forçava uma lucidez e uma recuperação plena para não ser julgado ou ter a minha capacidade cognitiva colocada em dúvida.

No meu íntimo, ainda precisava de mais tempo e questionava se estava, realmente, melhorando. Ou se a sensação de estar bem, já recuperado e lembrando de quase tudo, não seria uma condição passageira.

Voltei a trabalhar e busquei meu espaço que ficou reservado. Acredito que, – pelas entregas que realizei com minha equipe – voltei bem. Entregamos eventos, gravamos conteúdos e, quando havia algum vulto, eu disfarçava e escondia.

Com o tempo, as sombras e o som irritante no ouvido foram sumindo. De sequela mais evidente ficaram os lapsos de memória que ocorriam durante as gravações de *podcasts*. Simplesmente, não me lembrava das palavras.

Ana Clara testemunhou alguns desses casos. Sem constrangimento algum, eu pedia desculpas ao convidado e recomeçava o raciocínio. Descobri que a sombra da covid poderia ser algo que poderia marcar minha carreira. Cada vez que eu esquecesse algo, poderia usar a desculpa: *"Ah! Me perdoa, eu tive covid"*. Eu não queria viver isso. Minha memória recente nunca mais foi a mesma, no entanto, eu reaprendi a usá-la, tomando nota de tudo nas reuniões e tarefas que realizava.

Existe um provérbio chinês que diz *"Mesmo a tinta mais fraca é mais confiável que a melhor memória"*. Eu decidi seguir isso à risca. Ao meu lado, sempre há um caderno. Uso um para cada projeto e, quando é preciso, busco ali alguma informação organizada por datas, cores e marcadores. O incrível é que, cada vez menos, eu preciso consultar as anotações. Acredito que, quando escrevemos, ajudamos nossa mente a criar uma memória já catalogada e, portanto, mais acessível.

Também passei a ler muito, a tomar novamente o gosto pela leitura. E encontrei na meditação e no estoicismo um caminho pelo qual eu senti amparo e conforto para retomar minha vida. O estoicismo é uma filosofia prática, originária na Grécia, 300 anos antes de Cristo, que defende a racionalidade e aponta que manter a mente calma diante das adversidades, a abdicação total aos vícios e a busca das virtudes são caminhos para uma vida plena e feliz.

Nem tudo lhe cai bem
É um risco que se assume
O bom é não iludir ninguém
Às vezes faço o que quero
E às vezes faço o que tenho que fazer

Alexandre Abrão, o Chorão do Charlie Brown Jr., deveria estar estudando o estoicismo quando escreveu *Vícios e virtudes*.*

A meditação é justamente a última lição proposta por Yuval Harari no seu livro *21 lições para o século 21***, e não é uma questão trivial. Eu enxergava a meditação como algo esotérico, místico e ligado às práticas religiosas. É surpreendente como ela pode ser justamente o contrário, permitindo autoconsciência de uma maneira prática e acessível a todos.

Hoje não sou capaz de ensinar a respeito desses temas – nem sobre meditação, nem sobre estoicismo – visto que sigo engatinhando nas duas áreas, estudando, fazendo cursos, aprendendo e, principalmente, praticando. Mas posso afirmar que, pensar em conceitos que aprendi ao ler *Meditações**** do imperador filósofo Marco Aurélio, me ajudou a refletir sobre tudo que me aconteceu e me deu clareza sobre como desejo levar a minha vida, a partir dessa experiência. Assim como Marco Aurélio fez, enquanto seu reinado e sua vida chegavam ao final****, pensei muito na morte. O estoicismo chama isso de '*Memento Mori*'. Uma expressão que pode ser traduzida como "lembre-se de que você vai morrer".

Pensei em como a morte pode ser uma experiência terrível, injusta e traumática. Fiz o exercício de imaginar como poderia ter sido a vida da minha família, se eu tivesse morrido naquele hospital. Ao pensar nisso, na minha possível

---

* *Criei uma playlist no Spotify chamada 'Estoicismo musical', com várias músicas que ajudam a entender a corrente filosófica, entre elas, Vícios e virtudes.*

** *Já li algumas vezes esse livro, pois organizei grupos de estudo a respeito. Considero uma das obras mais importantes já escritas e sempre busco ali, referências para debates contemporâneos.*

*** *Meditações é o diário do imperador Marco Aurélio, feito para sua própria orientação e melhoria como ser humano. Publicado após sua morte, tornou-se um guia prático do estoicismo.*

**** *O filme Gladiador, de Ridley Scott, apresenta Marco Aurélio refletindo sobre seu reinado em um diálogo inspirado no livro.*

morte, para ser muito sincero, me incomoda mais projetar como seria a vida da minha família sem mim.

Eu compreendi que certamente haveria dificuldades, mas Ana é uma mulher de muita fibra; Denis Jr., um menino inteligente, sagaz. Eles encontrariam uma forma de seguir adiante. Mas quando penso em tudo que vivi, em como eu enxergava aqueles médicos, aqueles procedimentos, eu penso em como eu tinha o desejo de viver, de reencontrar meu filho e minha esposa.

Não tenho memórias suaves, tranquilizadoras. Tudo que vivi no hospital foram episódios de terror, pânico e muito medo. Sempre de muito medo. É nesse momento que a lembrança da morte me incomoda mais. Sinto pelos que se foram, por aqueles que tiveram a família repentinamente separada, por aqueles que tiveram seus planos e projetos de vida interrompidos.

Penso neles e encontro o meu real lugar nessa história.

Meu lugar é o de sobrevivente. Incomoda-me, eu já disse, quando alguém chama de guerreiro, ou de lutador, por sobreviver à experiência do coma, da intubação, das suspeitas de AVC e das sequelas produzidas por todo esse processo. Incomoda-me muito, porque se eu aceitar esses rótulos, é como se eu permitisse que aqueles que estiveram em condições como a que vivi, não sejam vistos como guerreiros, como lutadores, como vencedores. Todos que passaram pela internação e intubação, encadeada pela infecção aguda da covid, luta, briga, se assusta, pede a Deus pela oportunidade de rever a família, de ter sua vida e seus projetos de volta.

Mas são tantos fatores, tantas variáveis dentro de uma pandemia, que nem todos os guerreiros e guerreiras, nem todas as lutadoras e lutadores conseguem sobreviver.

O que eu sou? Sou um sobrevivente.

Lá em suas anotações, em seu diário que o mundo conheceu como *Meditações*, Marco Aurélio escreveu:

> *Quando você acordar pela manhã, pense no fantástico privilégio que é estar vivo, respirar, pensar, desfrutar, amar.*

Eu sobrevivi. E se eu sobrevivi é para fazer valer a pena. Para viver uma vida em busca de virtudes, de momentos de felicidade com quem se ama, viver uma vida de plenitude.

Quero chegar ao final da minha existência, como o personagem do Matt Damon no filme *O resgate do soldado Ryan*[*], repleto de realizações, conduzindo

---

[*] *O resgate do soldado Ryan (Saving Private Ryan)*, Steven Spielberg (1998).

meus projetos e beneficiando não só a mim, mas também as pessoas que cruzarem o meu caminho.

Fazendo valer a pena.

Comecei esse diário no dia em que me vacinei contra a covid. Um dia triste; dia marcante. Dia que registrou o pesado número de 500 mil mortos pela pandemia.

Senti uma necessidade premente de contar essa história. Parte do processo para recuperar o Denis Levati, marido da Ana e pai do Denis Jr., executivo do mercado imobiliário, conhecido por estar sempre bem informado e por amar seu trabalho.

Amava tanto que adoeci. Caí na armadilha de acreditar no mito do equilíbrio entre as atenções para os pilares da família, da saúde e do trabalho. Na busca por esse tal equilíbrio, sempre damos atenção central ao trabalho. Ele demanda atenção e tem sempre respostas e desculpas prontas.

Nenhuma planilha deve estar acima da família.

Repito: nenhuma planilha deve estar acima da família!

Na construção deste relato, eu fui me conhecendo melhor. Ou melhor, me reconhecendo.

Passei a entender que antes do Denis Levati executivo, existe o Denis Willian, filho de Sebastian e Norma Lúcia, irmão do Ádamo, do Allan e da Mariana.

É tendo consciência desse Denis que quero sobreviver, que quero aproveitar *"o novo tempo que me foi concedido"* para retomar a minha vida, combatendo o bom combate e *"praticando meus atos como se fossem parte do meu último dia na Terra"*.

Vivendo assim, quem sabe eu esteja pronto para permitir que me pranteiem e se enlutem por minha ausência. Dessa vez, não mais pela sua face triste e traumática da morte, mas uma outra; bela, transformadora, espiritual e transcendente.

Dourados, dezembro de 2021.

CAPÍTULO 36
Prontuário

Escrevi minha história com a covid a partir das minhas memórias e dos relatos dos amigos que me viram ou estiveram por perto e, claro, a partir dos relatos de Ana, minha esposa.

Quando comecei, minha principal motivação era criar um diário que pudesse servir para mim mesmo em caso de uma nova perda de memória. Ao longo do processo, fui finalizando a minha recuperação, consultando médicos e entendendo melhor sobre meu corpo, minha mente e minha saúde.

Quando completei seis meses de alta, voltei ao Hospital Evangélico para consultar o Dr. Pedro Anno. O intuito era iniciar um acompanhamento profissional regular e, entre as suas indicações, estava a pneumologista Dra. Erica Ovídio.

Meu encontro com a Dra. Erica foi muito importante. Ela é professora da Faculdade de Medicina – aliás, descobri que ela foi professora do Dr. Pedro – e a cada consulta ela me dava uma aula sobre capacidade pulmonar, sequelas no órgão e, claro, sobre o impacto da pandemia de covid no sistema de saúde, que ela viu de perto no Hospital Universitário de Dourados.

Eu poderia escrever um capítulo inteiro sobre Dra. Erica e suas 'aulas-consultas'. Mas foi sobre uma dica que recebi dela, um caminho que só descobri ter direito, por conta de sua indicação. Ao conversar com ela sobre meu caso, sobre o tempo de internação, ela me perguntou sugerindo:

Por que você não solicita o seu prontuário médico?

Antes que eu pudesse responder, ela completou a sugestão com informações importantes:

— *Além dele poder complementar sua história, pode ser muito útil para seu acompanhamento médico no futuro. Sabemos muito pouco sobre a covid e é bom juntar tudo que tiver, em um só lugar. Quem sabe, seja preciso? Quanto mais o tempo passa, fica mais difícil juntar todos os documentos e exames.*

Acolhi sua ideia e fui até o setor de arquivo do Hospital Evangélico. Um procedimento bem simples até ali. Passaram-me um formulário para solicitação e uma pergunta no cabeçalho me chamou a atenção logo de cara:

Para qual finalidade você quer o seu prontuário?
A resposta para a pergunta não indicava uma finalidade e, sim, qual profissional havia solicitado o prontuário e apresentava apenas duas alternativas: um médico ou um advogado.

Entendi imediatamente a limitação de opções. As pessoas buscam prontuários a fim de continuar tratamentos ou para processar um hospital. Como historiador, senti falta de uma opção para pesquisa. Não quis polemizar, preenchi a opção 'médico' e devolvi para o rapaz que trabalha no setor de arquivo. Ele me explicou que deveria pagar pelas cópias, que levaria algum tempo para reunir os documentos. E assim que estivesse com tudo à mão, me ligaria – em até dez dias – para dizer o valor. Antes do prazo, ele me ligou, meio assustado com o volume da papelada:

— *Seu Denis, o senhor ficou bastante tempo aqui, né? São mais de 400 páginas, vai ficar 80 reais. Posso fazer as cópias?*

Claro que sim! Naquele momento, fiquei curioso e queria muito o material. Não só pela indicação da Dra. Érica, mas também porque, com tantas páginas, seria muito interessante conhecer o que havia anotado ali sobre mim. Quem sabe eu descobrisse algo novo. Quem sabe eu sentisse alguma angústia ou ansiedade ao ler, ou sabe-se lá o que eu entenderia com a leitura daqueles documentos técnicos.

Fato é que recebi, no começo de dezembro, o pacote com mais de 400 páginas, além dos mais de 20 exames de imagem realizados no período em que fiquei internado. Mas, como estava em um momento de muito trabalho, preferi esperar antes de começar a ler.

Além do questionamento, se deveria ou não ler o prontuário, também queria terminar os últimos capítulos que compõem este diário, sem a influência dos relatos oficiais dos médicos e enfermeiros a respeito do meu caso.

Terminei de escrever antes das festas de final de ano, quando fui a São Paulo ver a família e participar da Corrida de São Silvestre, motivo pelo qual me preparei com o acompanhamento da Dra. Erica. Com o ano novo, chegaram as férias e me questionei se iria ler aquilo tudo. Se valeria a pena o esforço e o risco. Eu já havia entendido que perdi aqueles 36 dias e poderia conviver com isso.

Este diário fez isso por mim. Eu consegui organizar a mente, reestruturar a minha vida e a cronologia dos fatos, sem os dias que passei no Hospital Evangélico. Acontece que sou um historiador por formação. Ter sobre a minha mesa aquele calhamaço de documentos, cheio de possíveis descobertas, era tentador demais. Ainda mais porque as descobertas eram sobre mim!

Passaram as festas, chegou o mês de janeiro e eu não resisti. Com todo o risco que mexer na ferida poderia me trazer, comecei a folhear o prontuário. Rapidamente fui fazendo descobertas. A cada página, a cada linha, passei a entender muito sobre o que me aconteceu, sobre minhas memórias, sobre meus delírios.

Ficava claro que precisaria de método para fazer essa investigação. Não dava para ler página por página, seria muito demorado e improdutivo.

Em busca de algum padrão, eu separei os relatórios clínicos, os assinados pelos médicos, os assinados pelos enfermeiros e os que foram feitos pelos fisioterapeutas. Era o grosso do prontuário.

O restante era formado por muitas informações técnicas como, tipos de medicamentos, material solicitado ao almoxarifado e relatórios de nutricionistas. Não que fossem menos importantes, mas os relatórios de médicos, enfermeiros e fisioterapeutas tinham um volume considerável.

Separei, organizei em ordem cronológica e levei para encadernar, formando três volumes de material para consulta.

Voltei ao meu caderno onde, há quase um ano, 36 datas entre os meses de janeiro e março estavam praticamente vazias, apenas com uma anotação feita com minha letra: Hospital Evangélico – indicando onde eu estava.

Assim comecei a montar minha linha do tempo.

Dia 21 de janeiro passou a ser o dia um. Dia primeiro da minha internação. Lia os relatórios dos médicos, suas instruções para procedimentos comigo, cruzava com as informações dos enfermeiros e dos fisioterapeutas e anotava no meu diário. Fui descobrindo muita coisa. Descobri que fui intubado no terceiro dia de internação, depois que minha saturação caiu para abissais 48% SPo[*], que tinha muita dificuldade em ser sedado e que tive quatro e não três intercorrências graves.

Aprendi sobre atingir o grau mais alto de sedação da escala Rass[**] – que mede o nível de consciência de um paciente em UTI – na mesma semana que me eram oferecidas altas doses de noradrenalina[***] para me manter vivo.

"Paciente em estado grave, estabilizado à custa de noradrenalina" – escreveu, algumas vezes, o médico do plantão noturno.

Mas como eu *"não desligava"*, como eu era um *"paciente de difícil sedação"* – outros sedativos me eram oferecidos para me tornar *"colaborativo"*.

Alguns nomes, sejam de medicamentos, sejam de equipamentos, eu tenho anotados na contracapa do meu diário, ou em *post-its* fixados no meu escritório: Precedex, sonda de aspiração traqueal, midazolan, fentanil. Eu lia o nome das

---

[*] *A saturação vai de 95 a 100 SPo. Quando o paciente apresenta menos de 90, já precisa de oxigênio.*

[**] *Durante a primeira semana intubado, as anotações de grau cinco na escala Rass demonstraram o coma profundo que eu me encontrava.*

[***] *A noradrenalina é utilizada em emergências que causam diminuição da pressão sanguínea e que podem colocar a vida em risco.*

medicações e equipamentos, buscava no *Google* quais as suas finalidades e, mentalmente, eu cantava a canção *Check-up*[*] do Raul Seixas.

Cantei e ouvi tantas vezes que adaptei a letra para os remédios que constavam em meu prontuário:

Acabei de dar um check-up geral da situação,
O que me levou a reler Alice no país das maravilhas
Acabei de tomar meu Precedex, midazolan e outras pílulas mais
Duas horas da manhã, recebi nos peitos um fentanil 25
E vou dormir quase em paz.

Fentanil. Descobri ser esse o único opioide com uso permitido para pacientes em UTI, no Brasil. Os efeitos do medicamento, pelo que li, acredito serem compatíveis com o descrito no capítulo Major Tom.

Também descobri que, dos 23 dias na UTI, passei 12 deles – o que corresponde a praticamente todo o período de intubação – amarrado à cama. *"Contido no leito para sua própria segurança"*[**], como está escrito nos relatórios de enfermeiros e fisioterapeutas.

O procedimento, visto por médicos como um mal necessário, foi amplamente utilizado durante a pandemia. Sobretudo, na segunda onda, quando os leitos estavam superlotados.

Encontrei também a Maga Patalógica que, para minha surpresa, não era uma enfermeira, mas uma médica, geralmente, presente no turno da manhã. Era ela quem, nas minhas memórias, lia o cabeçalho do prontuário no meu ouvido.

No cabeçalho, continha informações físicas sobre mim, onde sou descrito como obeso, de abdome globoso e flácido. Não tem vaidade nisso não, juro. Mas me incomoda que, no mesmo cabeçalho, apareça em todas as páginas, a informação de que eu estava em viagem de férias com a família, em Pernambuco; e que fiz uso de azitromicina por três dias, antes de ser internado.

Talvez seja daí que vem a lembrança que tenho de uma pessoa falando comigo sobre estar viajando, desdenhando do fato de eu estar naquela condição, enquanto ela estaria trabalhando para me manter vivo.

Talvez sim. Talvez não. Talvez seja só peso na consciência mesmo.

Agora, a anotação sobre o uso de azitromicina, apesar de útil, me irrita. Parece que escolhi. Foi o medicamento que me foi dado na farmácia do posto de

---

[*] *Raul compôs essa música, no meio dos anos 1980, em uma de suas muitas internações para tratar dos problemas de cirrose, em decorrência da dependência alcoólica.*

[**] *Em praticamente todos os dias que passei na UTI existem registros de contenção mecânica.*

atendimento médico, sem embalagem comercial e com receita já pronta e assinada pela médica de plantão. Incomoda. Mas paciência. Descobri outras coisas sobre esse medicamento, sobre mim, sobre a covid. Fatos que não cabem aqui, mas que deixei nos relatórios dos estudos sobre os efeitos da doença no cérebro, que participei como voluntário ao longo de 2021.

O mesmo cabeçalho apontou um quadro de *delirium* imperativo em mim, desde os primeiros dias. "Paciente com *delirium* imperativo". Esse *delirium* faz com que a realidade seja vista sob outra perspectiva, ainda assim, ela é uma realidade.

Foi libertador ler tudo aquilo, descobrir que eu tratava bem as enfermeiras. Elas escrevem sobre isso: *"Paciente agitado, com forte confusão mental, diferente de sua habitual cordialidade, contido no leito."* Em outros momentos, elas descrevem de uma maneira terrivelmente melancólica a minha condição no quarto de enfermaria, a partir do 30.º dia de internação:

"Recebo o paciente em repouso no leito, acamado, sequelado de covid, desorientado, com períodos de agitação, febril e evacuado."

E o que elas faziam quando me encontravam nessa situação?

"Massagem de conforto, com creme hidratante nos pés."

E sabe o que é maravilhoso? Eu me lembro! Já mencionei esse gesto aqui! Que libertador encontrar, no prontuário, a descrição da razão pela qual eu me lembro da sensação de conforto! Lembro do frescor na pele e de mãos apertando o peito dos meus pés.

Encontrei fatos importantes, como a entrada do Dr. Irineu na UTI e de como, após sua passagem, a dosagem de remédios foi alterada e novos procedimentos tomados.

Antes disso, também encontrei no 22º dia, a anotação do Dr. Pedro Anno, após uma grave intercorrência com convulsões: *"Conversei com João Paulo, amigo da família, sobre o provável AVC do paciente"*. Neste dia, Ana, que também tinha seu próprio caderno de apontamentos onde, diariamente, anotava as informações que recebia dos médicos plantonistas, deixou o dia 11 de fevereiro em branco.

Naquele dia, Pedro, o médico que segundo as anotações do prontuário fez 70% das ligações do plantão diário para Ana, preferiu falar com João Paulo, buscando poupar minha esposa.

Obrigado, Pedro.

Assim, eu segui, preenchendo as lacunas em cada um daqueles 36 dias do meu diário com as informações colhidas no meu prontuário. Algumas, não consigo dizer com precisão quando ocorreram, como o caso das massagens nos pés. Afinal, aconteceram mais de uma vez, tanto na UTI quanto na enfermaria. Outras, eu consigo ancorar perfeitamente na linha do tempo, como a primeira vez que comi gelatina ou quando o fisioterapeuta me levou para tomar banho de sol.

Outras memórias não são as mais emocionantes, tampouco as mais confortáveis. Lembro-me o tempo todo de me controlar para não cagar na cama da UTI. Assim como me lembro de um dia cagar muito, de ter a maior diarreia de todos os tempos, que foi capaz de vazar das fraldas e de transbordar para o leito.

Não foi exatamente assim que aconteceu, os delírios produzem uma visão distorcida da realidade. Mas lendo o prontuário e as anotações das enfermeiras, descobri que passei sete dias sem "usar as fraldas" e, no meu 12º dia internado, eu tive "forte diarreia em grande quantidade" ao amanhecer. Coincide com o mesmo período em que eu pensava estar sendo acompanhado pelo meu irmão, escondido nas paredes da UTI, como contei em outro capítulo, logo no começo deste relato.

Existiram outras descobertas, outras situações que, sim, ajudaram a minha médica, a Dra. Erica, pneumologista. Com os exames em mãos, ela pôde comparar as tomografias e dizer, olhando nos meus olhos:

— *Seu pulmão está plenamente recuperado, Denis. Praticamente sem fibroses e sem sequelas da covid!*

Em janeiro de 2021, atendendo a essa nova rotina, de leitura do prontuário, de consulta, de pesquisa, de memória... eu ganhei de volta aqueles 36 dias. E muito, muito do que encontrei foi como eu pensava e como acreditei ter vivido. Isso tirou um peso muito grande das minhas costas e produziu em mim novas sensações.

Sensações de conforto, de segurança e de confiança em mim mesmo. E na forma como encarei todo aquele processo e como retornei transformado de toda aquela experiência.

Serei eternamente grato por esse privilégio e, agora, ainda mais completo por receber de volta aqueles 36 dias.

Com os 36 dias devidamente catalogados em meu diário, com os acontecimentos importantes destacados como, por exemplo, o dia em que fui extubado ou quando saí da enfermaria. Com esse resgate, eu tinha muitos aniversários para comemorar ao longo de fevereiro, um ano após sobreviver à covid.

Dourados, janeiro de 2022.

CAPÍTULO 37

Aniversários

Chegou o mês de fevereiro e, após a leitura e organização do prontuário, diariamente, eu conferia no diário a cronologia dos fatos do pesadelo que eu e minha família passamos juntos no ano anterior. A internação, a intubação, as complicações, a extubação e a alta.

Constatei que minha esposa passou o dia 2 de fevereiro de 2021 isolada em casa, por conta do seu caso de covid e com o marido intubado em um leito de UTI. Não é preciso muito esforço para imaginar que deve ter sido um péssimo aniversário. Por isso, um ano depois, com a saúde e a família restauradas, eu quis preparar algumas surpresas para Ana. Não que fosse possível compensar o ano anterior, mas para demonstrar a ela, o meu amor, minha gratidão e celebrar aquela data com alegria.

Como todos estavam vacinados – e com o arrefecimento da pandemia e das medidas restritivas – reuniríamos os amigos para comemorar nosso casamento no civil, algumas de nossas conquistas ao longo do ano e, principalmente, seu aniversário.

Entre os preparativos, fui a uma loja credenciada de uma operadora de telefonia para comprar um celular novo de presente para ela. Reservei uma manhã para o atendimento, sabia que iria demorar, precisaria de alguns trâmites de resgate de pontos, então, deixei livre a agenda e parti de coração aberto para o centro da cidade. Lá chegando, fui recebido com muita atenção pela Carol, a atendente que fazia a triagem na recepção, distribuindo senhas e direcionando os clientes para o balcão indicado pela finalidade do atendimento.

— *Olá, eu sou a Carol, como podemos ajudar você hoje?* – Ela me disse esboçando um sorriso enorme por trás da máscara de proteção. Animado, eu respondi:

— *Hoje é um dia especial! Além de ser o aniversário de minha esposa, há um ano eu estava intubado, entre a vida e a morte no Hospital Evangélico, e quero começar as comemorações dando de presente a ela um aparelho novo.*

Ela se virou para o totem para imprimir a senha e, quando voltou a me olhar, estava com os olhos cheios de lágrimas. Eu perguntei o que havia acontecido, se dissera algo errado, se ela entendeu algo diferente. Enfim, o que houve para ela mudar de humor tão rapidamente? Ele respondeu com a voz embargada:

— *Há um ano, o meu marido estava intubado justamente no Hospital Evangélico. Na próxima semana, completará um ano que ele morreu.*

Eu não sabia o que dizer e nem como me comportar. Imediatamente, pedi desculpas. Senti o mesmo remorso que havia sentido nos primeiros dias em que me dei conta que sobrevivi à covid.

Ela continuou o atendimento e, ao perceber que eu também estava sem jeito com nosso curto diálogo, me ofereceu café, me indicou aparelhos, se esforçou para diminuir o constrangimento que ambos sentíamos.

Que sensação horrível! Viver em uma cidade pequena me faz passar por várias situações parecidas. Meses antes, fui a uma ótica ajustar os óculos e, quando falei meu nome, o rapaz me disse:

— *Você é o Denis Levati? Meu pai te atendeu na UTI! Ele é o enfermeiro Wilson!*

Enviei mensagem para Ana perguntando se ela conhecia algum enfermeiro Wilson e ela me mandou uma foto de uma etiqueta colada no meu braço com o nome 'Wilson'. No áudio que ouvi com o rapaz, ela disse:

— *Foi o enfermeiro que te atendeu, enquanto você convulsionava na minha frente. Só ele conseguia achar a sua veia para dar medicamento.*

Aquele encontro na ótica não foi um constrangimento, ao contrário. Foi uma ocasião bem feliz. Aproveitei a oportunidade para agradecer ao enfermeiro através de seu filho, que tirou uma foto comigo e enviou ao seu pai.

Já o ocorrido na loja de telefonia me fez pensar muito. Eu não sei exatamente pelo que a menina Carol passou, mas sei da luta pela qual o seu marido atravessou. Eu entendo sua dor, o sentimento de ausência, o luto, a finitude. Por muitas vezes, me peguei pensando naquela situação.

E se fosse eu? E se fosse minha esposa? E se fosse minha família? E se...?

Quando sai da loja, Carol já estava atendendo outros clientes, ainda assim, ela fez questão de ir até mim, despedir-se, dizer estar feliz pela minha recuperação e desejar um feliz aniversário a minha esposa. Ao chegar ao carro, eu não consegui ir para casa. O incomodo pela situação se tornou insuportável. E se o marido dela pudesse ter se despedido? Se pudesse falar com ela mais uma vez? O que será que ele diria? O que eu diria para Ana?

Dirigi por alguns minutos pensando nessas questões e me encontrei em uma floricultura. Ali, pedi ao florista indicação de uma flor que pudesse ser plantada, que não tivesse um significado amoroso, de flerte, mas de muito respeito. Ele não entendeu nada, me indicou algumas variedades de orquídeas, outras que não prestei atenção, pois quando observei um exemplar de 'rosa menina' em um dos vasos, senti o incômodo indo embora. Lembrei-me da história narrada na canção *Cajuína**, quando Caetano Veloso em visita à casa dos pais de um amigo recentemente falecido, se emociona, cai em prantos, perde as palavras e precisa ser consolado pelo pai que havia perdido o filho. Ele faz isso, oferece-lhe uma 'rosa menina', uma rosa pequenina, mais sensível que a rosa comum e que, por isso, precisa de cuidados depois de plantada. O gesto inspirou o verso:

"Existirmos, a que será que se destina?"

Voltei à loja de celulares e encontrei a menina cabisbaixa, próxima à porta. Quando ela me viu, sorriu com os olhos me oferecendo um abraço para receber o vaso que, por algum motivo, ela sabia ser para ela.

Abraçado com aquela jovem viúva que eu não conhecia até aquela manhã, tive a oportunidade de dizer palavras que surgiram em minha cabeça, sem nenhum planejamento:

— Eu não conheci seu marido, não sei nada sobre ele, mas posso te dizer uma coisa com certeza: ele pensou muito em você e desejou estar com sua família. Aceita essa rosa e, se puder, plante-a em sua casa, plante pensando nele.

Parti para casa muito mais aliviado e ciente de que situações como essa ainda acontecerão comigo. Foram mais de 650 mil lutos em decorrência da mesma doença e vou encontrar em meu caminho muitas pessoas que, como Carol, perdeu um familiar para a covid.

Decidi que, todas as vezes que isso acontecer, terei um gesto de coragem, de conversar a respeito, de falar, de compartilhar experiências e, principalmente, de oferecer o ombro, de dizer que entendo a dor daquela pessoa.

Pensando nisso, após o aniversário da Ana, havia outra data para comemorar: um ano desde a minha alta, um ano que voltei para casa depois de 36 dias internado.

Iria comemorar a data com aquelas pessoas que estiveram comigo. O dia 28 de fevereiro, meu novo aniversário, foi comemorado no Hospital Evangélico de Dourados com as enfermeiras e profissionais de saúde que cuidaram de mim. Com o apoio do médico Pedro Anno e da enfermeira Deborah Mattoso, que mobilizou seus colegas, passei a manhã com enfermeiros, auxiliares e técnicos que trabalharam na linha de frente da covid.

Foram muitos encontros, muitas descobertas. Um dizia que cortou a minha barba, outra que ajudou a me pronar; algumas enfermeiras, como a Dorvalina, contaram que trocaram minhas fraldas. Rimos de tudo, todos felizes, pois a minha saúde restaurada era fruto do trabalho de todos que ali estavam.

---

* A canção conta a história do encontro de Caetano com os pais do poeta tropicalista Torquato Neto, que cometeu suicídio.

Agradeci a todos, pedi para tirar fotos com eles e oferecemos um café da manhã como um pequeno gesto de gratidão. Em determinado momento, Deborah me fez uma pergunta:

— *Quer conhecer a área de isolamento? Quer conhecer os lugares onde você ficou?*

Eu disse que sim. Ela tinha autorização da direção para acessar o espaço do hospital que funcionou como setor de isolamento até novembro de 2021, quando foi desativado, graças à diminuição dos casos.

Conduzido pela minha amiga enfermeira, eu percorri os corredores, prestava muita atenção a tudo. Ela fazia pausas, me explicava o funcionamento, as rotinas, até que parou em frente a uma porta. Uma placa com o símbolo hospitalar e com letras garrafais indicava do que se tratava: UTI 1. Em frente à porta, segurando a maçaneta, Deborah falou com muita calma:

— *Tínhamos duas UTIs, essa foi a que você ficou, está preparado para entrar? Quer passar por essa porta?*

Eu disse que sim. A leitura do prontuário me tirou todos os medos e receios que ainda pudessem me assombrar. O acompanhamento médico feito ao longo do ano e as últimas consultas com a Dra. Erica me encheram de segurança.

Ao entrar, não tem como não pensar em um cenário de batalhas: camas viradas, colchões amontoados, poltrona e cadeiras empilhadas. Foi como estar de volta a uma trincheira, depois da guerra terminada. Deborah quis mostrar qual era o meu leito, eu interrompi. Após pouco tempo ali, eu comecei a reconhecer o ambiente e disse a minha guia:

— *Eu sei onde eu fiquei, vou te mostrar!*

Caminhei até o leito número cinco, o primeiro a partir da porta. A enfermeira sinalizou que sim, era aquele o meu leito.

No local onde ficava a cama, eu parei por um tempo e contemplei o espaço. Era tudo muito parecido com as características que eu me recordava, da maneira como eu descrevi e como anotei em meu diário. As cores da parede, os equipamentos instalados na cabeceira, o balcão do lado esquerdo da cama e posição da porta, eram exatamente da forma como eu pensava ser.

Foi dali, daquelas paredes, que brotaram delírios e alucinações. Foi ali naquele ambiente que interagi com os profissionais de saúde e onde vivi uma realidade distorcida, mas, ainda assim, foi a minha realidade. Confrontá-la com a realidade dos enfermeiros e médicos produziu em mim um sentimento de orgulho, de autoconfiança, de fechamento de um ciclo.

Por um ano, eu precisei olhar para o passado para entender o que teria me ocorrido. Nessa jornada, eu encontrei a mim mesmo e me permito agora olhar para o futuro.

Dourados, fevereiro de 2022.

CAPÍTULO 38

Epifanias

Passado um ano de minha experiência com a covid, sinto-me plenamente recuperado, no auge da minha capacidade intelectual e motivado para seguir uma vida cheia de realizações. A saúde vai muito bem, pelo menos foi isso que dois *check-ups* realizados desde então apontaram. Exames de sangue, de próstata e de capacidade pulmonar apontam que está tudo certo.

Vivo já há mais de um ano sem medicação controlada alguma, nem mesmo para a depressão. Não quer dizer que eu esteja livre de novas prescrições, mas, momentaneamente, nada de novos comprimidos, exceto os remédios para controlar a pressão.

Mas eu tive covid e manter o nível de atenção alto é muito importante. Existem muitos estudos[*] que apontam risco de morte e sequelas para extubados.

Problemas cardíacos, queda acentuada do cabelo, dores nas articulações, infecção pulmonar, fadiga crônica, perda do paladar e olfato, dificuldade com memória, além de muitos problemas relacionados à ansiedade e saúde mental. Existem mais de 100 tipos de sequelas mapeadas e estima-se que 75% dos pacientes internados possuem algum sintoma de longo prazo.

Se analisarmos a quantidade de pessoas que se recuperaram, fica claro que vivemos um problema de saúde pública. E olha que ainda falamos pouco de 'pós covid', de 'covid longa'[**] e menos ainda de 'covid tardia'.

Um dos motivos pelos quais decidi contar sobre a busca da restauração de minha saúde foi para que as pessoas conheçam mais sobre a doença, para

---

[*] *Existem muitos estudos, a maioria deles estrangeiros, que apontam para os riscos de sequelas para quem teve casos graves de covid.*

[**] *Covid longa e a covid tardia são apontadas como causas para casos de morte súbita, entre outras novas doenças não detectadas.*

mostrar que a covid, definitivamente, não é uma gripe e, sim, uma doença sistêmica que deixa sequelas profundas. Tornar pública a experiência é também uma forma de dar voz àqueles que passaram pela doença, lutaram pela vida e não tiveram a mesma sorte que eu e isso me toca muito. Instigou-me a gravar o diário em *podcast* e, depois, transformá-lo em um livro.

"*Eu não sou o que aconteceu comigo, eu sou o que escolhi me tornar*", professor Jung também sabia das coisas. Sigo a jornada, fazendo descobertas, vivendo epifanias, lampejos sobre a realidade, ou novas perspectivas, que permitam conhecer melhor a mim e me dão instrumentos para sonhar.

Uma dessas epifanias diz respeito à saúde.

Em busca da recuperação, aprendi que ela se divide em três: a saúde física, aquela que reencontrei com fisioterapia, disciplina e cuidado médico; a saúde mental sobre a qual não quero de maneira alguma perder a atenção novamente; e a espiritual, um aspecto da saúde sobre o qual tenho aprendido e, não trouxe aqui, pois estou aprendendo sobre ela.

Quis contar a minha trajetória como um historiador faz o seu ofício, esmiuçando e apresentando os fatos como eles aconteceram e permitindo ao leitor as suas próprias conclusões.

Outra epifania que tomei posse diz respeito à urgência das coisas. Entre os itens de minha lista de não tarefas está a obrigação de '*não adiar mais projetos*'.

Em minha vida, quase tudo foi tardio. Só me formei após os 30 anos, na terceira faculdade que comecei, após sempre colocar a culpa nos outros, ou em condições diversas, as desculpas para isso. Encontrei uma carreira somente aos 36, após resistir por alguns anos em um ramo do comércio que deixou de existir. Dirigir, eu só aprendi quando cheguei aos 38, após conseguir comprar o meu primeiro carro. E, nessa mesma época, fiz a minha primeira viagem de avião.

Ana e eu estamos juntos há 18 anos, sempre morando de aluguel. Enquanto estivemos concentrados em minha recuperação, durante o ano de 2021, decidimos que iríamos encerrar esse ciclo também.

Com a renda da minha esposa, a mesma que eu pensava ser direcionada 'às coisas dela', fizemos ao banco uma proposta de financiamento imobiliário que, para minha surpresa, foi aprovada. Faltava só o dinheiro para a entrada. Juntamos nossas economias, vendemos um carro, computador de marca famosa, antecipamos recebimentos junto às empresas e somamos todo nosso dinheiro na mesma conta conjunta.

Em dezembro de 2021, o mesmo ano em que eu poderia ter morrido e onde minha família poderia ter passado por uma mudança traumática, nos mudamos para nossa casa própria.

EXTUBADO

Que dia maravilhoso aquele! Ana e eu nos abraçamos e choramos muito. Comemoramos a conquista entre nós, sem postagem em redes sociais. Plantamos um pé de jabuticaba no quintal da casa para selar nossa nova fase. Antes disso, motivado pela atitude de não adiar mais nada, ao longo do ano, enquanto me recuperava, me inscrevi e fiz a prova do Enem para, quem sabe, voltar a estudar. Cumpri também etapas de um velho sonho. Participar da Corrida de São Silvestre.

Completei a prova em absurdas três horas de duração, entre os últimos que cruzaram a linha de chegada na avenida Paulista, mas com um gosto especial, com minha esposa e meu filho me esperando na linha de chegada, em mais uma oportunidade de refletir sobre tudo que vivemos.

Foi também a oportunidade de rever meus pais, meus irmãos e meus familiares. Nunca mais vou deixar para depois a possibilidade de um abraço em quem amo.

Despedi-me de 2021, ressignificando o ano e entrei em 2022 olhando para o futuro. Ressignificar os delírios foi um passo importante para isso. Não preciso de mais do que três minutos de meditação para reviver os delírios que tive no hospital. Em alguns deles, decidi não pensar mais. São tristes e distópicos demais, com temas difíceis, como política ou os impactos da disrupção tecnológica, por exemplo. Sempre que me lembro deles, procuro distrair a mente. Às vezes, não consigo.

Outros, decidi querer viver como o personagem principal de *A vida secreta de Walter Mitty**. Quero me concentrar em contar sobre os 'lugares que visitei' e as 'coisas que fiz' antes de deletar o último perfil em rede social.

Alguns são bem simples e estão ligados ao tempo em que eu adiava tudo, esperando o melhor momento para realizar algo. Um exemplo disso? Quero aprender a nadar. Outro? Aprender a tocar um instrumento. Bem, esse não é tão simples assim.

Como não será simples visitar os quatro estados brasileiros que ainda não conheço, e como será muito difícil viver uma vida, menos algorítmica, digamos assim.

Algumas imagens me tomam a mente desde a época que eu montava quebra-cabeças em meu escritório, no começo da recuperação. Em uma praia, eu enxerguei, esculpidas em falésias, a imagem de uma lua crescente com uma estrela. Sonhei com essa imagem algumas vezes, tanto que a desenhei na contracapa do meu diário. Um dia, decidi procurar no *Google*: lua e estrela, praia, falésia. O resultado surgiu de imediato: Canoa Quebrada, praia do Ceará. Não sei explicar. Eu nunca fui à Canoa Quebrada. Nunca

---

* *No filme, o personagem de Ben Stiller foge de uma vida tediosa e perde-se em seus devaneios.*

planejei visitar a praia cearense. Talvez seja reflexo de algo que passou na TV do hospital, não sei. Mas sei que um dia irei até lá.

Assim como sonhei com uma trilha entre montanhas. O caminho era sinalizado por setas amarelas, cheias de pontas, pintadas no chão. Ficavam mais claras e brilhantes à medida que eu passava por elas, seguindo na direção indicada pelos sinais. Não sei explicar de onde veio esse sonho, repetido diversas vezes. Mas a referência servirá para que eu faça, um dia, o caminho de Santiago de Compostela.

Algumas epifanias são, na verdade, desejos, e não dependem só de mim, mas quero muito ter mais filhos e me casar com Ana em uma cerimônia ecumênica, rodeado de amigos. Não importa onde, desde que toque a canção *Pra sonhar** de Marcelo Jeneci.

"De tanto não parar, a gente chegou lá", cantaremos um ao outro, olhando nos olhos, em uma cerimônia simples.

Por fim, o pouco que aprendi sobre a mente humana me impactou muito. Ajudou a entender pelo que havia passado e me instigou a um mergulho profundo em uma nova área de conhecimento. Aproveitei a avaliação feita no Enem e, em 2022, ingressei na faculdade de Psicologia. Quem sabe eu faça novas descobertas e possa ajudar pessoas que atravessem situações parecidas como as que minha família e eu passamos.

Termino a minha história recolhendo todas as anotações, exames, áudios, prontuários, receitas, fotos e documentos, armazenando tudo em um caixa plástica que ficará selada no sótão da minha casa. Faço votos que ela nunca precise ser aberta. Mas, como a Dra. Erica alertou, ainda sabemos pouco sobre a covid e, ser for necessário, todos esses registros estarão guardados.

Agradeço demais a você, pela companhia.

Meu desejo é que você e sua família estejam bem e com saúde.

Um grande abraço,

Denis Levati

Dourados, março de 2022.

FIM

---

* *Essa música faz parte da trilha sonora da maioria das viagens que Ana e eu fizemos juntos.*

Notas do autor

Transformei o meu diário com a jornada da minha recuperação em um livro, primordialmente, para servir de ajuda e inspiração para as pessoas. Devo confessar que o efeito terapêutico que o processo produziu em mim foi imensamente prazeroso. Não consegui incluir todas as histórias, todos os delírios e todas as experiências que minha família e eu passamos ao longo de um ano tão singular.

Mas resgato uma delas para contar um dos meus motivos pessoais em documentar toda a minha trajetória. Enquanto me recuperava, ainda sem internet e entre as perseguições e fugas da cuidadora, li *Flores para Algernon*, de Daniel Keyes, livro que estava em minha estante. Fiquei muito impressionado com a história, cujo personagem principal, um sujeito muito simples e sem instrução alguma, passa por um procedimento no cérebro, torna-se muito inteligente e, com isso, entende que sua condição é transitória. Então ele escreve um verdadeiro tratado sobre sua doença, antes que voltasse para a sua condição inicial.

Isso me assustou muito.

Não bastasse a infecção por coronavírus e as complicações impostas pelo tratamento da covid, voltei para casa com problemas neurológicos, decorrentes do processo. Sobre os quais havia fortes suspeitas de estar sofrendo de esquizofrenia. É por conta dessa experiência, que hoje penso demais na condição dos portadores de distúrbios mentais.

Vivemos o prenúncio de uma nova epidemia, dessa vez, de transtornos mentais. Um levantamento da Universidade de Washington indicou que, até 2050, o número de pessoas com demência no mundo será triplicado.

Assim como o personagem de *Flores para Algernon*, tenho receio de ser uma dessas pessoas. Se isso acontecer, não quero de jeito algum passar pelo que passei, com barulho ao redor e com estímulos negativos vindos, por exemplo, da televisão.

Se isso acontecer, eu vou querer silêncio.

Em silêncio, com os olhos fechados, me concentro e sou capaz de ter consciência sobre o meu corpo e a minha condição. Tendo consciência sobre meu corpo, eu poderei ouvir. Aprendi ouvindo o *podcast* Finitude que a audição é o último dos sentidos que uma pessoa perde quando em convalescença. Ouvir é mágico! Foi assim que, instintivamente, minha esposa conseguiu se conectar comigo.

Se isso acontecer, após um longo silêncio, gostaria de ouvir a minha história. Gostei muito de gravar o *podcast* e resisti em produzi-lo com trilha e efeitos sonoros, pois, se meu temor ocorrer, quero me ouvir novamente.

Também gostaria de ouvir o meu filho lendo para mim. Ao transformar os roteiros do *podcast* em capítulos, eu senti a necessidade de incluir notas dos estudos que fiz, das músicas, livros e filmes que me inspiraram e me formaram até aqui.

As notas do livro, escritas da maneira como me lembrei enquanto escrevi, são também uma forma de apresentar ao meu filho, um extrato da minha polimatia e apontam um mapa daquilo que eu gostaria de ver, de ouvir e sobre o que conversar.

Na sequência, a bibliografia e as notas comentadas neste livro, da forma como as referências de uma obra devem ser.

Referências

ANDRADE, Carlos Drummond de. *Alguma poesia*. Editora Record, 2022.

AURÉLIO, Marco. *Meditações: o diário do imperador estoico*. São Paulo: Citadel, 2021.

BORGES, Jorge Luis. *Ajedrez*. Tradução: Fábio Malavoglia. Rádio Cultura, 3 de jun. de 2015. Disponível em: <http://culturafm.cmais.com.br/radiometropolis/lavra/jorge-luis-borges-xadrez-i>. Acesso em: 20 de dez. de 2021.

CAVALLINI, Marta. *Síndrome de burnout é reconhecida como doença ocupacional; veja o que muda para o trabalhador*. G1, 11 de jan. de 2022. Disponível em: <https://g1.globo.com/economia/concursos-e-emprego/noticia/2022/01/11/sindrome-de-burnout-e-reconhecida-como-doenca-ocupacional-veja-o-que-muda-para-o-trabalhador.ghtml>. Acesso em: 10 de jan. 2022.

DECCACHE, Matheus. *Covid-19: por que medir a temperatura em locais públicos não é mais eficaz*. Revista Veja. São Paulo, 1 de jun. de 2021. Disponível em: <https://veja.abril.com.br/saude/covid-19-por-que-medir-a-temperatura-em-locais-publicos-nao-e-mais-eficaz/>. Acesso em: 1 de jul. de 2021.

DIAS, Cris. *Precisamos dormir. Boa noite, internet* (podcast). Disponível em: <https://www.boanoiteinternet.com.br/2019/08/25/dormir/>. Acesso em: 10 de nov. de 2021.

EXAME, Portal, 6 set. de 2021. *60% dos pacientes que tiveram covid tem sequelas após um ano*. Disponível em: <https://exame.com/ciencia/60-dos-pacientes-que-tiveram-covid-tem-sequelas-apos-um-ano-diz-estudo/>. Acesso em: 13 de jul. de 2022.

FELITTI, Chico. *A casa: a história da seita de João de Deus*. Todavia, 2020.

FIRMINO, Carolina. *Amazon anuncia programas da Alexa para hospitais e lares de idosos*. B9 em 25 de out de 2021. Disponível em: <https://www.b9.com.br/152596/amazon-anuncia-programas-da-alexa-para-hospitais-e-lares-de-idosos/>. Acesso em: 15 de nov. de 2021.

G1, 8 de out de 2021. *Brasil atinge 600 mil mortes por covid com pandemia em desaceleração.* Disponível em: <https://g1.globo.com/saude/coronavirus/noticia/2021/10/08/brasil-atinge-600-mil-mortes-por-covid-com-pandemia-em-desaceleracao.ghtml>. Acesso em: 24 de out. de 2021.

GARATONI, Bruno; SZKLARZ, Eduardo. *Os efeitos da covid no cérebro.* Revista Superinteressante. São Paulo, 10 de abr. de 2021. Disponível em: <https://super.abril.com.br/especiais/os-efeitos-da-covid-no-cerebro/>. Acesso em: 21 de jul. de 2022.

GARCIA, Leontxo. *Ajedrez y Ciência, Pasiones Mezcladas.* Espanha: Editorial Crítica, 2013.

GATTAI, Zélia. *Anarquistas graças a Deus.* Rio de Janeiro: Record, 1998.

HARARI, Yuval Noah. *21 lições para o século 21.* Companhia das Letras, 2017.

HASTINGS, Reed; MEYER, Erin. *A regra é não ter regras: a Netflix e a cultura da inovação.* Rio de Janeiro: Intrínseca, 2020.

HERMAN, Kai; RIECK, Horst. *Eu, Christiane F., 13 anos, drogada, prostituída.* Círculo do Livro, 1984.

HONORÉ, Carl. *Devagar: como um movimento mundial está desafiando o culto da velocidade.* Rio de Janeiro: Editora Record, 2003.

IZQUIERDO, Ivan. *Memória.* Porto Alegre: Artmed, 2018.

KNAPP, Jake; ZERATSKY, John. *Faça tempo: 4 passos para definir suas prioridades e não adiar mais nada.* Rio de Janeiro: Intrínseca, 2019.

LESSA, Orígenes. *Memórias de um cabo de vassoura.* São Paulo: Ediouro, 1972.

LEVATI, Denis. *Estímulos. Diário de um extubado* (podcast) - Episódio 12. Disponível em: <https://anchor.fm/homeofficedolevati/episodes/Estmulos---Dirio-de-um-Extubado---Ep-12-e18m0h7/a-a6mhd0p>. Acesso em: 20 de out. de 2021.

LEVITIN, Daniel J. *A mente organizada: como pensar com clareza na era da sobrecarga de informação.* Objetiva, 2014.

LOBATO, Monteiro. *O minotauro.* São Paulo: Brasiliense, 1973.

MAINOUS, Arch; ROOKS, Benjamin; WU, Velyn e ORLANDO, Frank. *Covid-19 Post-acute Sequelae Among Adults: 12 Month Mortality Risk.* Frontiers, 1 de dez. de 2021. Disponível em: <https://www.frontiersin.org/articles/10.3389/fmed.2021.778434/

full>. Acesso em: 15 de jan. de 2022.

MAYARA, Jéssica. *Covid-19: por que anticoagulantes são usados no tratamento da infecção?* O Estado de Minas, 24 de mai. de 2021. Disponível em: <https://www.em.com.br/app/noticia/bem-viver/2021/05/24/interna_bem_viver,1269638/covid-19-por-que-anticoagulantes-sao-usados-no-tratamento-da-infeccao.shtml>. Acesso em: 28 de dez. de 2021.

MOREIRA, Ardilhes; PINHEIRO, Lara. *OMS declara pandemia de coronavírus.* G1. Disponível em: <https://g1.globo.com/bemestar/coronavirus/noticia/2020/03/11/oms-declara-pandemia-de-coronavirus.ghtml>. Acesso em: 1 de jul. 2021.

MÕES, Malu. *Março teve todos os 31 dias em que a covid mais matou no Brasil.* Poder 360, 9 de abr. de 2021. Disponível em: <https://www.poder360.com.br/brasil/marco-teve-todos-os-31-dias-em-que-a-covid-mais-matou-no-brasil/>. Acesso em: 28 de dez. de 2021.

PASSARINHO, Natalia. *Exclusivo: 80% dos intubados por covid-19 morreram no Brasil em 2020.* BBC News Brasil, 19 de mar. de 2021. Disponível em: <https://www.bbc.com/portuguese/brasil-56407803>. Acesso em: 19 de mar. de 2021.

PORTAL HOSPITAIS BRASIL, 22 de abr. de 2021. *Traqueostomias e drenagens torácicas disparam no 1º trimestre de 2021.* Disponível em: <https://portalhospitaisbrasil.com.br/traqueostomias-e-drenagens-toracicas-disparam-no-1o-trimestre-de-2021/>. Acesso em: 1 de jul. 2021.

PORTAL UNIMED PAULISTANA, 16 de ago. de 2021 – *Síndrome pós-covid: 70% dos pacientes relatam sequelas da covid-19.* Disponível em: <https://www.unimedlestepaulista.com.br/noticias/sindrome-pos-covid-70-dos-pacientes-relatam-sequelas-da-covid-19--que-vao-de-sintomas-leves-a-problemas-mais-graves>. Acesso em: 14 de set. de 2021.

SASSINE, Vinicius. *Nas UTIs de Covid, prática de contenção se espalha e pacientes intubados são amarrados às camas.* A Folha de São Paulo, 4 de abr. de 2021. Disponível em: <https://www1.folha.uol.com.br/equilibrioesaude/2021/04/nas-utis-de-covid-pratica-de-contencao-se-espalha-e-pacientes-intubados-sao-amarrados-as-camas.shtml>. Acesso em: 4 de fev. de 2022.

STOCCO, Guga. *2025, o mundo novo.* First Principle (podcast). Disponível em: <https://open.spotify.com/episode/0MbKGRwBOclzgLSJNVlODn?si=HyslsSMtSJWfN_4ugeuYBA>. Acesso em: 29 de dez. de 2021.

WALKER, Matthew. *Por que nós dormimos. A nova ciência do sono e do sonho*. Intrínseca, 2018.

YAN, Zhipeng; YANG, Ming e LAI, Ching-Lung. *Long Covid-19 Syndrome: a Comprehensive Review of Its Effect on Various Organ Systems and Recommendation on Rehabilitation Plans*. National Library of Medicine, 5 de ago. de 2021. Disponível em: <https://pubmed.ncbi.nlm.nih.gov/34440170/>. Acesso em: 15 de jan. de 2022.

YOUTUBE, 2020. *Movimento Armorial*. Meteoro Brasil. Disponível em: <https://www.youtube.com/watch?v=iv9RowU6roI>. Acesso em: 20 de jul. de 2021.

YOUTUBE, 2016. *The Man With The Seven Second Memory (Amnesia documentary), Real Stories*. Disponível em: <https://www.youtube.com/watch?v=k_P7Y-0-wgos>. Acesso em: 20 de nov. de 2021.

Filmografia e discografia:

ALICE no país das maravilhas. Direção: Clyde Geronimi e Wilfred Jackson. Estados Unidos: Walt Disney Productions, 1951.

ALTA FIDELIDADE. Direção: Stephen Frears, Estados Unidos: Touchstone Pictures, 2000.

A VIDA secreta de Walter Mitty. Direção: Ben Stiller. Estados Unidos: 20h Century Fox, 2013.

BELCHIOR. *Alucinação*. Álbum: *Alucinação*, 1976.

BELCHIOR. *Não leve flores*. Álbum: *Alucinação*, 1976.

BOWIE, David. *Space Oddity*. Álbum: *David Bowie*, 1969.

BRILHO eterno de uma mente sem lembranças. Direção: Michel Gondry. Estados Unidos: Universal Studios, 2004.

BROWN Jr., Charlie. *Vícios e virtudes*. Álbum: *Transpiração contínua prolongada*, 1997.

CLUBE da luta (Fight Club), Direção David Fincher. Estados Unidos: 20th Century Fox, 1999.

COMO se fosse a primeira vez (50 FIRST DATES). Direção: Peter Segal. Estados

Unidos: Columbia Pictures, 2004.

DIVERTIDAMENTE (INSIDE Out). Direção: Peter Docter. Estados Unidos: Walt Disney Studios Motion Pictures, 2015.

EMICIDA; DA MATA, Vanessa. *Passarinhos*. Álbum: *Sobre crianças, quadris, pesadelos e lições de casa*, 2015.

FLOYD, Pink. *Brain Damage*. Álbum: *Dark side of the moon*, 1973.

FLOYD, Pink. *Comfortably Numb*. Álbum: *The Wall*, 1979.

FORREST Gump. Direção: Robert Zemeckis. Estados Unidos: The Tisch Company, 1994.

GERALDO, Zé. *Olhos mansos*. Álbum: *Zé Geraldo*, 1981.

GLADIADOR (GLADIATOR). Direção: Ridley Scott. Estados Unidos: Universal Pictures, 2000.

GREY'S ANATOMY (Temporada 3 - Episódio 6). Produção: Shonda Rhimes. ABC, 2007.

INSÔNIA (Insomnia). Direção: Christopher Nolan. Estados Unidos: Warner Bros, 2002.

MONSTROS S.A. (Monsters Inc). Direção: Pete Docter. Estados Unidos: Walt Disney Studios Motion Pictures, 2001.

MORAES, Vinicius de (e vários outros artistas). *A arca de Noé*, 1980.

NÁUFRAGO (Cast Away). Direção Robert Zemeckis. Estados Unidos: 20th Century Fox, 2000.

O FEITIÇO do tempo (Groundhog Day). Direção: Harold Ramis. Estados Unidos: Columbia Pictures, 1993.

PIRATAS do Caribe: a vingança de Salazar. Direção: Joachim Rrønnig e Espen Sandberg. Estados Unidos: Walt Disney Studios Motion Pictures, 2017.

RATATOUILLE. Direção: Brad Bird. Estados Unidos: Walt Disney Studios Motion Pictures, 2007.

REIS, Nando. *N*. Álbum: *Voz e violão – no recreio*, 2015.

SATER, Almir. *Velhos amigos*. Álbum: *Estradeiro*, 1981.

SEIXAS, Raul. *Check-up*. Álbum: *A pedra do Gênesis,* 1988.

STONE, Rolling. *You Can't Always Get What You Want*. Álbum: *Let it Bleed,* 1969.

THE BEATLES 1967-1970. Coletânea oficial dos Beatles, 1973.

THIS is us. Produção: Dan Fogelman, série (televisão), Estados Unidos: National Broadcasting Company, 2017-2022.

TITÃS. *Televisão*. Álbum: *Televisão*, 1985.

VELOSO, Caetano. *Cajuína*. Álbum: *Cinema Transcendental,* 1979.

VELOSO, Caetano. *Santa Clara padroeira da televisão*. Álbum: *Circuladô*, 1991.

WANESSA, Amanda. *Eu cuido de ti*. Álbum: *Meu alvo é o céu*, 2015.

XANGAI. *Bolero de Isabel*. Álbum: *Xangai*, 2016.

XANGAI. *Estampas Eucalol*. Álbum: *Cantoria*, 1988.

Agradecimentos

Agradecer, nominalmente, é também correr o risco de esquecer alguém ou de não mencionar alguém que orou, torceu e intercedeu por mim em sua fé. Ainda assim, eu quero fazer o exercício do agradecimento e começo por todas as pessoas que torceram por mim e pela minha família.

Foram muitas pessoas, muitos gestos e muitos pedidos de oração. Muitos eu sequer tomei conhecimento, aproveito a oportunidade para agradecer a cada um deles.

Agradeço a Deus. Sim, agradeço a Deus pela minha vida. Eu fui questionado algumas vezes sobre a minha posição religiosa durante a recuperação. O fato de eu não ter uma religião nominal permite as pessoas confundir o agnosticismo com ateísmo, um erro que já me trouxe problemas, inclusive no trabalho.

A experiência com a covid não mudou minha posição, ao contrário, reforçou. Sigo acreditando que como seres humanos somos incapazes de compreender a concepção divina em sua plenitude, mas tenho plena convicção de que Deus existe e sou grato a ele pela segunda chance que recebi.

Já fui agradecer em templos cristãos de doutrina batista, católica e kardecista. Já estive, também, em templos budistas fazendo esse mesmo gesto, mas é em contato com a natureza que sinto a presença de Deus e me sinto motivado a conhecer mais sobre seus mistérios.

Agradeço também a meu pai, Sebastian, a minha mãe, Norma Lúcia, meus irmãos e familiares que, mesmo afastados por conta da distância física de mais de mil quilômetros entre São Paulo e Dourados e pelas restrições da pandemia, sofreram comigo a aflição durante todo o período de internação.

Sou muito agradecido a Nina, minha cunhada que se deslocou até Dourados prestando o suporte e oferecendo o ombro que Ana e Denis Júnior precisavam naquele momento. Também agradeço e peço desculpas a Michele, minha sobrinha que veio substituir sua mãe no apoio em casa e a quem eu tratei muito mal, expulsando-a de casa enquanto vivia o auge do surto psicótico.

Agradeço aos meus amigos de Dourados. São tantos os que estiveram envolvidos com nossa história, que pode ser que eu esqueça alguém, mas vale o risco de fazer uma lista com agradecimentos nominais:

Tiago, Angelo, Fabiana e suas respectivas famílias e companheiros. Míriam, Juliana e Ailton Júnior, vocês estão presentes em nossas vidas desde sempre, obrigado por tanto. Mas não posso deixar de citar João Paulo e Carla que se tornaram novos amigos e companheiros de vida.

Miriam Laias, Luis Antônio dos Reis e a equipe do restaurante Bela Bistrô. Fátima, André e Gabriel Polonio que furaram o bloqueio da Ana e da cuidadora para me visitarem e que tomaram um grande susto quando me viram confabulando perseguições e acusando a cuidadora.

Agradeço aos meus vizinhos Tânia e Raul. Também a vizinha Carla que fez um bolo e levou de presente para minha esposa, promovendo algum conforto a ela naqueles dias, sem nem nos conhecer direito. Estendo o agradecimento aos colegas de trabalho da Ana, que foram tão compreensivos e permitiram que ela pudesse sair e voltar, quantas vezes fossem necessárias.

Também preciso agradecer a Jonathan e Talita do Japaplot, do *bureau* de impressões que, ao imprimir cada um dos roteiros do *podcast* e depois do livro, fizeram deles os primeiros leitores deste material.

A livraria Companhia dos Livros é um dos meus espaços preferidos na cidade. Era lá que eu ia buscar inspiração enquanto fazia a curadoria de eventos, folheando livros ou só conversando com o sempre atualizado time de colaboradores da livraria.

Foi lá um dos lugares que Ana me levou assim que comecei a recobrar a memória e o resultado poderia muito bem estar presente neste livro. O reencontro com Vitória, Ângela e o abraço que recebi de Elaine Messias foram muito marcantes.

Tenho muitos amigos espalhados Brasil afora e muitos não só manifestaram o desejo pela minha recuperação como sofreram comigo durante todos aqueles dias no começo de 2021 e sou grato a todos eles.

Felipe Adauto, Marciely Borges, Claudia Dietrich, Valdomiro Junior, Sandra Soares, Paula Souza, Michele e Bruno Mota, Maiara Tófano, Alessandra Cavalcanti, Kleber Sobrinho, Maherval Chaves, Leticia Giron, João Pimenta, Anderson Trinca, Isabela Brandt, Fernanda Santos, Lea Leal, Raquel Trevisan, Pierre Xavier e Tati, Gabriel Zaupa, Elender Fonseca, Ettore Neto, Denys Brito, Kelly Silva, João Paulo Macedo, Caio Belazzi, Kleber Alonso, Raquel Nobrega, Thalyta Carvalho e todos que fizeram parte dos Hubs, muito obrigado.

Mas preciso pinçar deste grupo uma pessoa em especial e mencionar também sua família, pois, eles não só estiveram conosco no Recife, como também sofreram com a covid na mesma época: Tiago Oliveira sua esposa, Grace, e seus filhos Lara e Juan.

Obrigado Oliveira e família, uma hora dessas voltamos ao Recife para retomar aquele passeio a Calhetas, desta vez sem o trauma da covid.

Rodrigo Werneck é uma pessoa por quem eu e Ana sentimos eterna gratidão. Mas é preciso estender essa gratidão também a Márcia, sua esposa e toda sua empresa, a Agência Cupola. Renata Maciel, Keity Marques, Kariny Martins, Fábio Toshio, Fabiana Fortes e os demais sócios e colaboradores da empresa foram muito leais, corretos e viveram comigo todo a jornada desde a internação até a recuperação.

Mariana Ferronato, Déborah Seabra, Denis Nunes, Edu Leite, Evandro Coelho, Thiago Ciaciare, Pablo Pereira, Homero Barbosa, Marcelle Caruso, Ernani Assis, Gabriella D'Emilio, Lucas Vargas, Rafael Landa, Brian Requart e tantos outros colegas de trabalho que rezaram por mim, muito obrigado.

Aos Rochas! Boa parte do meu conhecimento musical é por conta de ter entrado na idade adulta com os caras que mais manjam de Rock e MPB.

Escrever um livro é um gesto solitário, são meses imerso em pesquisas e em textos, o que torna difícil ao autor corrigir seu próprio material. Pude contar com a ajuda de alguns dos amigos e amigas mais brilhantes e cultos com quem já me relacionei.

Ana Clara Tonochi, Ana Carolina Bendlin, Carolina Brum, Roberta Martins e, principalmente, o meu pai, Sebastian Levati, o verdadeiro escritor da família que me motivou e inspirou a escrever.

Sou muito grato a vocês pela primeira leitura e pelas correções e indicações de melhoria no texto.

Não posso deixar de agradecer meus médicos, Erica, Irineu e Wendel, vocês têm um lugar especial em meu coração. Agradeço também a fisioterapeuta Dayane Bezerra e minha cuidadora, Veralúcia, cujo nome foi o único que troquei para preservar sua identidade.

Por fim, preciso agradecer a todo o corpo de profissionais de saúde do Hospital Dr. e Sra. Goldsby King, o Evangélico de Dourados.

Citar as dezenas de profissionais que assinaram o meu prontuário seria uma missão hercúlea e, ainda assim, poderia cometer o pecado de não citar alguém. Então, agradeço a todos os médicos em nome de Pedro Anno, aos profissionais de enfermagem e demais técnicos em nome de Deborah Mattoso.

Agradeço demais a você, que chegou até aqui, leu minha história e acompanhou minha trajetória.

Gratidão a todos.

Galeria de fotos

EXTUBADO

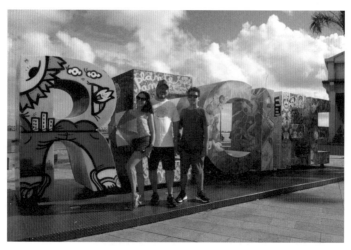

Foto realizada no Marco Zero no Recife,
pouco antes de embarcar de volta para casa.

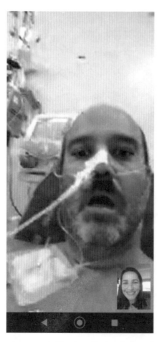

Enquanto estava na UTI, Ana fazia chamadas de vídeo com o apoio das enfermeiras. A barba por fazer indica que essa conversa aconteceu logo depois da extubação.

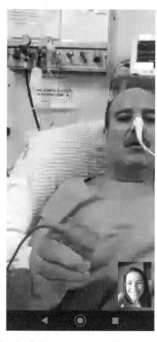

Já de barba feita e ainda na UTI, as conversas com Ana aconteciam embora eu não tivesse noção do teor desse diálogo.

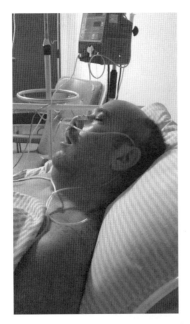
O quarto de enfermaria foi onde Ana pôde estar perto de mim e fotografar parte do processo de recuperação.

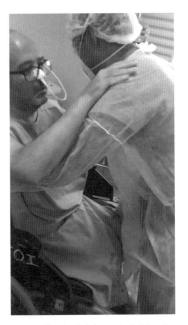
Uma sessão de fisioterapia iniciando na cadeira Posto I.

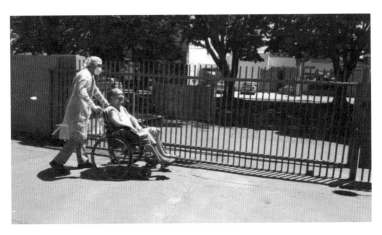
O banho de sol inesquecível que me fez reconhecer o calor característico e entender que estava em Dourados.

EXTUBADO

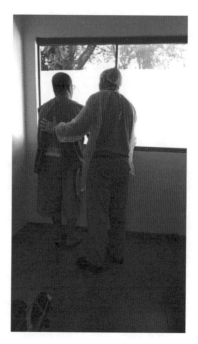

A visão dos *flamboyants* na rua reforçou a ideia de que estava em Dourados.

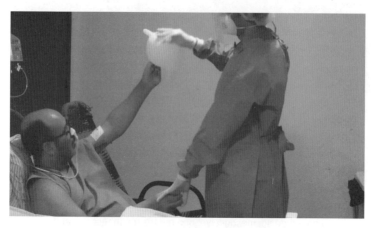

Esta foto me ajudou a entender os delírios
que eu tinha com esculturas de balão.

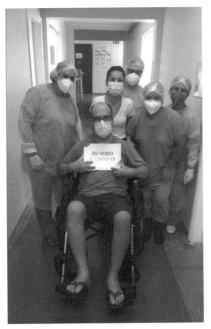

Registro do dia em que recebi alta, cercado de enfermeiros e auxiliares, evento pelo qual eu não tenho memória alguma até hoje.

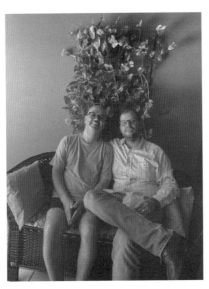

João Paulo, o João da caminhonete, no primeiro dia em que me visitou e registrou o encontro.

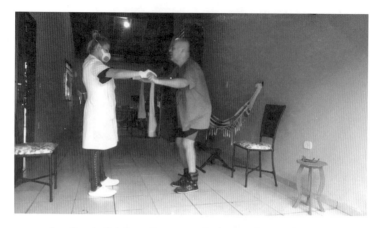
Sessões de fisioterapia acompanhadas por Dayane Bezerra.

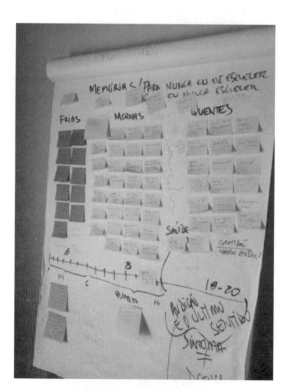
Quadro de anotações com *post-it*.

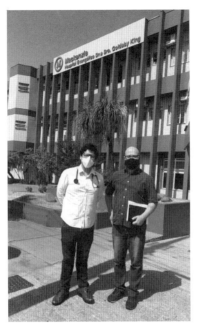

Registro da primeira consulta com Dr. Pedro Anno, seis meses depois da alta.

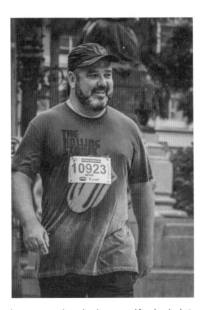

Menos de um ano depois da experiência da internação,
eu participei da Corrida de São Silvestre.

EXTUBADO

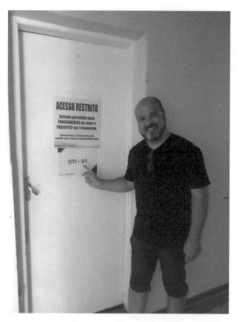

Registro feito pela enfermeira Deborah Mattoso no aniversário de um ano de alta, quando conheci o covidário já desativado.

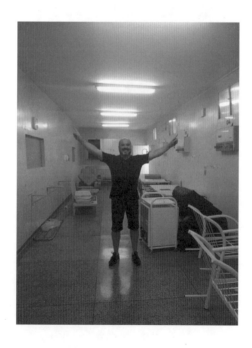